AF305364

ESSAI

SUR L'INFLUENCE

DE L'ESTOMAC

SUR

TOUTES LES OPÉRATIONS

DE L'ÉCONOMIE ANIMALE;

Suivi d'une courte exposition des différentes maladies, qui dépendent du dérangement des fonctions de ce viscere, & d'un moyen certain pour les combattre.

PAR M. D'ACHER.

A AMSTERDAM;

Et se trouve, A PARIS,

Chez L'AUTEUR, rue Jacob, N.º 39.

M. DCC. LXXXV.

ESSAI

SUR L'INFLUENCE

DE L'ESTOMAC

SUR

TOUTES LES OPÉRATIONS

DE L'ÉCONOMIE ANIMALE;

Suivi d'une courte expofition des différentes maladies, qui dépendent du dérangement des fonctions de ce vifcere, & d'un moyen certain pour les combattre.

PAR M. D'ACHER.

A AMSTERDAM;

Et fe trouve, A PARIS,

Chez L'AUTEUR, rue Jacob, N.° 39.

M. DCC. LXXXV.

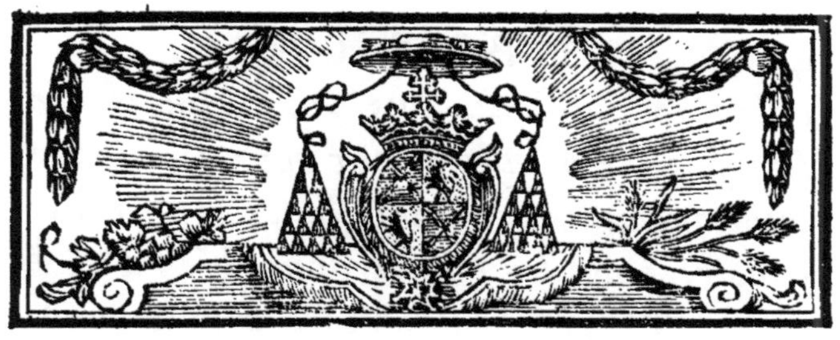

A SON ÉMINENCE

MONSEIGNEUR

LE CARDINAL

D'ALBERT

DE LUYNES,

Archevêque-Vicomte de Sens, Primat
des Gaules & de Germanie, Abbé-
Comte de Corbie, Commandeur de
l'Ordre du S. Esprit, &c. &c.

MONSEIGNEUR,

*Le desir de me rendre utile à mes
semblables, m'engage à mettre au jour
l'Ouvrage que j'ai l'honneur de présenter
à VOTRE ÉMINENCE. Souffrez*

A ij

qu'en le publiant sous vos auspices, je saisisse cette occasion pour vous témoigner publiquement la reconnoissance dont je suis pénétré pour les bontés dont VOTRE ÉMINENCE m'honore depuis long-temps. Ne craignez rien des épanchemens de mon cœur ; je n'ignore pas combien votre modestie redoute les éloges ; je me les interdis. Je sais qu'une naissance illustre, des dignités éminentes, & tous les autres biens dont les hommes ont coutume de s'enorgueillir, ne sont à vos yeux que des avantages frivoles. Vous relevez l'éclat de la pourpre Romaine par vos vertus : vous êtes le père des malheureux, votre main compatissante est toujours prête à essuyer leurs larmes ; mais je m'apperçois que je passerois aisément les bornes que je viens de me prescrire, si ma soumission à vos ordres ne me réduisoit au silence.

Je suis avec un très-profond respect,

MONSEIGNEUR,

DE VOTRE ÉMINENCE,

Le très-humble & très-obéissant serviteur,

D'ACHER.

AVANT-PROPOS.

C'EST le fort de toutes les nouvelles découvertes d'éprouver des contradictions : c'est une vérité dont l'histoire des Sciences peut fournir plus d'une preuve. Mais, pour me borner à la Médecine, qui est-ce qui ignore que l'émétique, ce remede aujourd'hui si en vogue, fut proscrit dans sa naissance par un Arrêt du Parlement de Paris, donné en conséquence d'un Décret de la Faculté de Médecine? N'a-t-on pas poussé la chaleur jusqu'à intéresser les loix divines & humaines dans cette dispute? Je ne parlerai point des clameurs excitées par les découvertes de M. Stork & de Wan-Svieten, par l'électricité médicale, & par le magnétisme animal; ces procès sont encore, en quelque forte, sur le Bureau, & il n'est personne qui n'en soit instruit.

Qu'un Physicien, qu'un Chymiste, qu'un Méchanicien annonce une décou-

A iij

verte qui paroisse combattre les idées reçues, aussi-tôt le Public est inondé de Brochures. On dispute, on s'échauffe, on se traite mutuellement de visionnaires & d'ignorans; mais ces querelles se bornent aux Savans, rarement le Public y prend-il quelque part. Il n'en est pas de même en Médecine; comme la santé des Citoyens est l'objet de cette Science, chacun se croit intéressé à ses progrès. Ainsi, à peine un nouveau remede est-il annoncé qu'il se forme aussi-tôt deux partis. Le peuple, avide de nouveautés, adopte toujours sans examen tout ce qui a la plus légère apparence d'utilité; & les gens de l'art, trop prévenus en faveur de leur méthode, décrient toute innovation comme autant d'incursions sur leur domaine. L'inventeur du nouveau remede n'est pas ménagé; on lui prodigue libéralement les épithètes flateuses d'ignorant, d'imposteur, de charlatan; j'avoue que c'est le plus souvent avec raison, & que la plupart des possesseurs de prétendus nouveaux remedes méritent toutes ces dénominations. Les gens de l'art ne sont pas toujours injustes; il faut même convenir qu'il y a, principalement dans cette Capitale, plusieurs Médecins Philosophes, qui, connoiſſant les bornes de nos connoiſſances actuelles, loin de décrier toutes les nouvelles découvertes, ont la ſageſſe de les ſoumettre à l'expérience, & tirent prudemment parti de celles qui leur paroiſſent utiles; mais les ſuffrages de quelques hommes éclairés, quoique propres à conſoler du mépris d'une foule d'enthouſiaſtes, ſont ſouvent des barrières inſuffiſantes contre leur acharnement.

Ces réflexions m'ont empêché pendant long-temps, de mettre au jour le petit Eſſai que je publie aujourd'hui, il ſeroit encore dans mon porte-feuille, ſi des amis, témoins des cures ſurprenantes que j'opère chaque jour, ne m'avoient repréſenté que le bien de l'humanité exige que je les faſſe connoître au Public; qu'en me bornant à employer, dans le ſilence, le remede dont je ſuis Poſſeſſeur, j'enfouiſſois un tréſor, qui, par la publicité, deviendroit d'une utilité plus générale.

Je me ſuis enfin rendu à ces raiſons : je n'ignore point à quoi je m'expoſe, je prévois que mes idées ſur la cauſe des Maladies ſeront traitées d'abſurdité & de paradoxe, ma pratique d'empyriſme, mes obſervations de fables, ma conduite de charlataniſme, & mon Remede de felle à tous chevaux, de moyen inefficace, & je ferai fort heureux fi on ne va pas jufqu'à le qualifier de préparation meur-triere, & à me traiter d'empoifonneur.

Rien ne me feroit plus aifé que de dé-truire ces différentes imputations. Par exemple, je juftifierois mes idées fur les caufes des maladies, par l'incertitude qui regne fur cette matiere; je prouverois cette incertitude par la diverfité des opinions des Médecins les plus célebres; je démontrerois que chaque Ecrivain a eu fa façon de penfer particuliere à cet égard, d'où je concluerois qu'il m'eft bien permis d'avoir la mienne.

Je pourrois encore démontrer, que la caufe que j'indique n'a rien de plus ab-furde, que l'Archée de Vanhelmont, les Fermens des Chymiftes, les Acrimonies de Boerhaave, & peut-être même que l'Action du principe vital de quelques modernes, calqué fur le fentiment de Sthal. Mais je ne propofe mes idées que comme de fimples conjectures. Je n'y tiens pas beaucoup. Qu'on en penfe ce qu'on voudra; cela ne change rien à la pra-tique.

Quant à cet article, je conviendrai que l'expérience eft mon feul guide, & qu'en

cela je fuis l'exemple d'Hypocrate, de Sydhenam, de Baglivi, & de tous les grands Médecins de tous les temps & de tous les pays.

Je prouverois la vérité de mes Obfer-vations, & par le témoignage même des perfonnes qui en font le fujet, qui font toutes dignes de foi, & d'une manière en-core plus convaincante, en opérant fous les yeux des incrédules les mêmes guéri-fons que celles qu'ils ofent nier.

Je me laverois du reproche de charla-tanifme en faifant voir que loin de met-tre tout en œuvre pour me procurer des malades, loin d'avoir recours à des four-des menées & à des moyens bas, pour m'attirer la confiance, je refufe très-fou-vent de me charger de ceux qui ont re-cours à moi; prefque toujours j'exige que le Médecin ordinaire du malade foit té-moin de ma conduite; ce n'eft que chez les Pauvres que je me difpenfe de cette précaution, les traitant *gratis*.

Enfin, à l'égard de la multiplicité des vertus de mon remede, je demanderois fi un remede eft mauvais parce qu'il produit plufieurs effets différens ? N'y a-t-il pas un grand nombre de fubftances dans lef-quelles on reconnoît des propriétés diverſes ? Le quinquina, par exemple, eſt reconnu comme ſpécifique contre les fiè-vres intermittentes, comme un excellent antiputride, & comme très-efficace contre la gangrene. L'antimoine ne jouit-il pas d'un grand nombre de vertus ? & le mercure, ne l'adminiſtre-t-on pas avec ſuccès contre une foule de maladies ? S'il faut en croire les Médecins des eaux minérales, il n'eſt aucune eſpece de maladie qui réſiſte à l'efficacité de ces eaux. Or, ſi la nature a accordé tant de propriétés à la même ſubſtance, eſt-il donc abſolument impoſſible à l'art d'imiter juſqu'à un certain point, ſes opérations ? & de ce qu'on n'auroit pu y réuſſir juſqu'à préſent, peut-on, en bonne logique, en conclure qu'on y réuſſira jamais ? Le grand nombre de vertus que j'attribue à mon remede n'eſt donc pas une raiſon d'en nier la réalité ; c'en ſeroit tout au plus une, ſi ces vertus étoient contradictoires : or, il ſuffit de lire mes Obſervations pour ſe convaincre qu'elles ne le ſont pas.

Mais, me dira-t-on, peut-être, ſi ce remede réunit tant de qualités précieuſes, c'eſt un crime de leze-humanité que de le tenir enveloppé des ombres du myſtère. Ce reproche, tout ſpécieux qu'il eſt, n'a rien de bien folide. Les découvertes les plus heureufes font fouvent l'effet d'un pur hazard. J'en conviens ; mais ce hazard ne les préfente , pour l'ordinaire , qu'à l'homme laborieux, qui confacre fes veilles & fa fortune à des recherches utiles. On peut donc, avec raifon, les regarder comme le prix de fes travaux. Or, y a-t-il de propriété plus légitime ? Et quelle eft la loi qui fait un crime de conferver fa propriété, & d'en jouir ? Un bon remede ceffe-t-il d'être efficace s'il ne devient public ? La Médecine n'a-t-elle une foule de préparations falutaires qui ont été fecrettes pendant très long-temps ? N'employe-t-on pas tous les jours des remedes dont la compofition eft abfolument ignorée ? Eft-on d'accord fur la nature de l'ambre & du cachou ? Et qu'importe , en effet , qu'un remede foit connu ou non ? le point effentiel c'eft qu'il foit efficace.

Je ne nierai pas que la liberté illimitée de diftribuer des remedes fecrets eft fujette à des grands inconvéniens. Elle peut donner lieu à des abus funeftes ; mais la fageffe du Gouvernement, qui les a prévus a pris les mefures les plus efficaces pour les prévenir. C'eft dans cette vue qu'on a formé une Compagnie compofée de Médecins éclairés, qui ont foin de faire paffer les nopveaux remedes par le creufet de l'expérience ; & qui, après un mûr examen, adoptent ceux qu'ils jugent utiles, & rejettent ceux qu'ils trouvent nuifibles ou inefficaces.

Je n'ai pas cherché à me fouftraire au jugement de la Société Royale de Médecine. J'ofe même avancer avoir fait tout ce qu'il étoit néceffaire pour mériter fon fuffrage.

Je me fuis adreffé à cette Compagnie. Elle m'a nommé deux Commiffaires, MM. Andry & Thourette ; j'ai découvert la compofition de mon remede à ces Meffieurs. J'ai demandé qu'il me fut confié un certain nombre de malades, pour les traiter fous leurs yeux.

La difficulté d'en pouvoir réunir en même-temps, un nombre fuffifant, a empêché l'effet de ma demande ; mais à défaut, MM. les Commiffaires me promirent de fuivre les traitemens que j'entreprendrois à mefure qu'ils fe préfenteroient ; en conféquence, je les ai requis plufieurs fois de vouloir bien fe tranfporter chez quelques malades. Mais les nombreufes occupations dont ces Meffieurs font accablés, leur ont très-rarement permis de fe rendre à mon invitation. C'eſt ce qui m'a obligé à nommer les perſonnes qui font l'objet des Obſervations que je joins à cet Eſſai, & à décrire les maladies dont je les ai guéries, afin de me mettre à l'abri de tout ſoupçon injurieux.

Je ſuis ſi convaincu des lumieres & de l'intégrité de cette Compagnie ſavante, que je n'héſite point à lui offrir, publiquement, à ſoumettre mon remede à telles épreuves qu'il lui plaira ordonner, & ſous les yeux de tels Commiſſaires qu'elle jugera à propos de me nommer. Comme, ſuivant l'obſervation de MM. Andry & Thourette, la multiplicité des vertus de mon remede rend ſon examen difficile & embarraſſant, je vais en déterminer les propriétés d'une maniere préciſe.

Ma préparation eſt ſtomachique, dépurative, & fondante. Je la donne comme ſpécifique contre les dartres & toutes les maladies cutanées. C'eſt ſous ce point de vue que je ſupplie la Société de la conſidérer. C'eſt contre ces ſortes de maladies que les épreuves doivent être dirigées.

Outre ce point capital, mon remede a produit de très-bons effets contre les fleurs blanches & les laits répandus; contre la

petite vérole, contre les écrouelles, &
dans quelques cas, contre des cancers.
Mais comme fur chacune de ces maladies
je n'ai que quelques Obfervations ifolées,
je ne garantis pas que mon remede foit infaillible dans ces circonftances. Je me borne feulement, à cet égard, à dire que ces
différentes qualités font fi précieufes,
qu'elles méritent bien d'être conftatées
par un plus grand nombre d'expériences.
Au refte, ma Liqueur ne pofféda-t-elle
réellement que la vertu anri-dartreufe,
dont je garantis la réalité, je penfe qu'elle
feroit bien digne de l'attention de la
Société Royale de Médecine, & j'ofe
même dire des regards paternels de notre
Augufte Monarque.

ESSAI

SUR L'INFLUENCE

DE L'ESTOMAC

SUR

TOUTES LES OPÉRATIONS

DE L'ÉCONOMIE ANIMALE;

Suivi d'une courte expofition des différentes maladies, qui dépendent du dérangement des fonctions de ce vifcere, & d'un moyen certain pour les combattre.

LE tableau des infirmités fans nombre dont la vie de l'homme eft affligée, a fans doute fait croire à des Philofophes chagrins, que la douleur eft inféparable de la condition humaine. L'homme eft né pour fouffrir, nous difent-ils : paradoxe étrange ! Les peines, tant phyfiques que morales, font au moins, en grande partie, les fuites des vices de la fociété. Combien de maux feroient inconnus à l'homme, s'il ne fe fût jamais écarté des loix de la nature ! Mais en vain l'éloquent Rouffeau a-t-il fait tous fes efforts, pour nous ramener à la fimpli-

cité des mœurs du premier âge ; l'empire des paffions eft aujourd'hui trop affermi ; le luxe, en augmentant le nombre de nos jouiffances, a multiplié
nos befoins, & la privation de bien des chofes
fuperflues & inconnues à nos peres, feroit pour
nous un mal réel, & plus incommode, peut-être,
que tous ceux auxquels on voudroit remédier.
Laiffons donc aux moraliftes le foin de réformer les
mœurs: en attendant le fruit de leur zèle, tâchons
de foulager l'humanité fouffrante ; c'eft en s'em-
preffant à fecourir fes femblables qu'on acquiert
des droits inconteftables fur leur reconnoiffance.

Depuis environ un fiècle que le flambeau de la
faine philofophie éclaire l'Europe, la Médecine a ·
produit une foule de grands hommes, dont les noms
feront, fans contredit, immortels.

Les Ouvrages des Boerhaave, des Wan-Swieten,
des Haller, des Linæus, des Morgagny, &c. fem-
blent avoir porté cette fcience à fon plus haut
période. A la lecture de ces favans écrits, on feroit
tenté de croire que leurs auteurs ont pris la
Nature fur le fait ; ils expofent les caufes de toutes
les maladies, avec une fubtilité merveilleufe ; aucune difficulté ne les arrête ; ils ont mis à contribu-
tion les trois règnes de la Nature, pour en tirer
des remèdes efficaces : & graces aux progrès im-
menfes de la Chimie, l'art de préparer fes médicamens & de les combiner, eft fondé fur des principes certains : & cependant, malgré les travaux de
ces grands hommes, l'apoplexie, l'épilepfie, la
rage, le cancer, la goutte & bien d'autres maladies,
paffent pour être incurables. Les paralyfies, les
hydropifies, les écrouelles, les dartres, les fleurs-
blanches, font fi rebelles, qu'on les regarde, avec
raifon,

raiſon, comme la pierre d'achoppement de la médecine. Suivons, en effet, le médecin le mieux inſtruit, au lit du malade; il ne marchera qu'à tâton:
enfin, il ne preſcrit qu'avec défiance les ſecours
que les auteurs de matière médicale annoncent
comme infaillibles.

Quels ſont les obſtacles qui s'oppoſent aux progrès de la pratique de l'Art de guérir? Si je ne me
trompe, c'eſt que les médecins, éblouis par des
théories ſéduiſantes, ne conſultent pas aſſez l'expérience: on jetteroit, peut-être, un grand jour
ſur cette partie, ſi, au lieu d'attribuer chaque eſpèce de maladie à une cauſe particulière, on les
regardoit toutes, ou preſque toutes, comme par-
tant d'une ſource commune, & ſi, au lieu de traiter chaque eſpèce d'une manière différente, on
s'appliquoit à découvrir un moyen propre à combattre la dépravation primitive, qui donne lieu à
tous les autres dérangemens, ſauf à aſſocier ce
nouveau ſecours, ſuivant les circonſtances, avec
les remèdes convenables à chaque cas particulier.
Mon idée paroitra peut-être abſurde à bien des
gens; on me reprochera, peut-être, de vouloir
faire revivre l'or potable, la panacée univerſelle,
& les autres rêveries des alchimiſtes; mais mon
opinion, quelque ſingulière qu'elle paroiſſe, n'eſt
pas dépourvue de fondement; je puis même aſſurer qu'elle eſt confirmée par une longue expérience: je vais tâcher de la développer dans cet Eſſai.

Toutes les maladies, en général, dépendent de
l'impreſſion de quelque cauſe étrangère, ſur le
corps humain. Ces cauſes ſont l'air, les viciſſitudes
des ſaiſons, les ſubſtances, tant ſolides que liqui-
des, qu'on introduit dans les premières voies, ſoit

B

comme alimens, foit comme médicamens, foit dans toute autre vue ; les venins contagieux, qui infectent nos humeurs, quelle que foit la voie par laquelle ils y pénètrent, & les différentes paffions qui agitent notre ame.

Les altérations produites par ces diverfes caufes, diffèrent entr'elles à raifon de leurs marches, de leurs durées & du danger qui les accompagne ; ce qui a donné lieu à la divifion de toutes les maladies en deux claffes principales. La première comprend celles qui parcourent leur période dans un temps déterminé, dont la durée ne va pas au-delà de l'efpace de quarante jours, & qui font toujours accompagnées d'un danger plus ou moins grand ; c'eft ce qu'on appelle maladies aiguës : telles font les Pleuréfies, les péripneumonies, la petite vérole, la rougeole, toutes les efpeces de fiévres continues, foit putrides, foit malignes, &c. On range dans la feconde claffe, toutes les maladies dont la durée n'eft point bornée à un temps limité, & dont le danger n'eft point preffant : on les nomme chroniques. De ce nombre font la phthifie, l'hydropifie, la paralyfie, l'épilepfie, la goutte, les écrouelles, le cancer, les dartres, les fleurs blanches & une foule d'autres maux, qui nous rendent la vie infupportable.

Suivant mon opinion, le dérangement des digeftions eft la caufe efficiente, ou au moins concommittante de prefque toutes les maladies. Rien ne me feroit fi aifé que de prouver mon affertion à l'égard des maladies aiguës : il me fuffiroit de mettre fous les yeux de mes lecteurs ce qui fe paffe chez les malades, qui en font attaqués ; l'épaiffeur, la blancheur, l'empâtement de la langue, la puanteur de l'haleine, les naufées & les vomiffemens qu'on obferve, en pareil cas, atteftent le mauvais état des premières voies.

Il paroît inconteftable que les différentes efpèces de fièvres, foit putrides, foit malignes, ne dépendent que d'une fuite de mauvaife digeftions; mais il n'eft pas auffi évident que ces dérangemens foient la fource directe des fièvres inflammatoires & des maladies éruptives, telles que les pleuréfies, les petites véroles, &c. J'en conviens; cependant, pour peu qu'on veuille fe donner la peine de réfléchir fur ce qui arrive dans ces circonftances, on fera obligé d'avouer que les fonctions de l'eftomac font toujours troublées, en pareil cas, & que cela concourt avec la caufe principale à rendre la maladie beaucoup plus grave.

Je n'infifterai pas davantage, cependant, fur les maladies aiguës. Leur guérifon eft prefque entiérement l'ouvrage de la Nature. C'eft relativement à cette claffe que le père de la Médecine à dit, avec raifon : *Natura morborum medicatrix.* Le Médecin n'eft proprement que le miniftre de cette fage mère. Son devoir fe borne à examiner fa marche, avec attention, & à feconder fes efforts, lorfqu'ils font infuffifans. Hipocrate nous en fait une loi expreffe. *Quo natura vergit eo ducendum*, dit ce grand homme. En vain l'efprit de fyftême avoit voulu fubftituer des théories auffi fauffes que brillantes à une doctrine fondée fur l'expérience, la Nature a enfin repris fes droits; les Médecins les plus célèbres s'accordent tous à regarder fa marche, comme leur feule bouffole dans le traitement des maladies aiguës.

B ij

Il n'en eſt pas de même des maladies chroniques. C'eſt-là, que le praticien le plus inſtruit, privé d'un guide auſſi fidèle, eſt preſque toujours forcé de marcher d'un pas incertain; c'eſt principalement ces maladies que je conſidère comme dépendantes du mauvais état des premieres voies. Qu'il me ſoit permis d'entrer dans quelques détails; je me flatte de prouver que mon idée eſt confirmée par l'expérience.

On compte parmi les maladies chroniques les diarrhées de toute eſpèce, les dyſſenteries, les vomiſſemens habituels, les différentes ſortes de coliques, la perte de l'appétit, la dépravation du goût, &c. Je crois pouvoir me diſpenſer de prouver que l'altération des organes de la digeſtion eſt la ſource de ces différentes infirmités; c'eſt une vérité connue des hommes les moins éclairés.

Ce même dérangement eſt au moins la cauſe éloignée de la plupart des autres maladies chroniques. On convient généralement que toute maladie eſt l'effet d'une altération quelconque, ſoit dans les ſolides, ſoit dans les fluides, ſoit dans les uns, & dans les autres. Les vices des ſolides ſe réduiſent à l'excès de tention, ou au trop grand relâchement. Les fluides péchent ou par épaiſſiſſement, ou par diſſolution. Les différentes modifications dont nos parties, tant fluides que ſolides, ſont ſuſceptibles, dérivent toutes de ces quatre ſources principales; il s'agit donc de démontrer qu'elles ſont les ſuites des digeſtions viciées.

On préſume bien que je ne comprends pas, dans cette claſſe, les maladies produites par un venin contagieux, telles que le mal vénérien, la gale, l'hidrophobie, la morfure de la vipère, ou de tout autre animal vénimeux, quoique l'eftomac fouffre réellement dans ces occafions. Cependant, comme cet organe, n'eft affecté que fecondairement, je penfe qu'on doit alors recourir aux fecours convenables à chaque efpèce de maladie; mais ces cas exceptés, je fuis d'avis que toute l'attention du médecin doit fe porter du côté des premières voies.

La fanté confifte dans la parfaite harmonie de nos parties entr'elles. Cette harmonie ne fauroit fubfifter dès que les fonctions du principal organe font troublées. Or, puifque c'eft l'eftomac qui prépare le premier ce fluide effentiel qui va porter la vie dans toutes les parties du corps? n'eft-il pas évident que fi ce vifcère ne fournit que des fucs mal digérés, toute l'économie animale doit néceffairement s'en reffentir? Pour mieux faire fentir cette vérité, il eft néceffaire de jetter un coup d'œil fur la ftructure de l'eftomac, & de rappeller en peu de mots tout ce que nous favons de plus certain fur le méchanifme de la digeftion. J'emprunterai du célèbre Heifter la defcription de la ftructure du ventricule, & des parties qui concourent aux mémes fonctions. Le commentateur de cet habile anatomifte me fournira ce que j'ai à dire, fur l'ufage & les fonctions de ces parties. Le ventricule eft un fac membraneux, figuré à peu-près comme une cornemufe, deftiné à recevoir les alimens & à les digérer; il eft placé obliquement fous le diaphragme, entre le foie & la rate. On divife ordinairement l'eftomac en trois parties; favoir, les deux orifices, & le fond, qui eft la partie inférieure & la plus grande. L'orifice gauche eſt plus élevé que le droit, il eſt contigu avec l'œſophage ; l'orifice droit, qu'on nomme pilore, eſt joint aux inteſtins.

La grandeur de l'eſtomac varie : il eſt ordinairement vaſte dans les grands mangeurs ; il a, en général, plus de capacité dans les hommes que dans les femmes : l'homme n'a qu'un ſeul ventricule, divers animaux en ont pluſieurs. La ſubſtance de ce viſcère eſt compoſée de quatre tuniques, dont la première eſt membraneuſe, la ſeconde eſt muſculeuſe, la troiſième cellulaire & la quatrième eſt veloutée. La première tunique eſt une continuation du péritoire ; la ſeconde eſt formée de deux plans de fibres charnues, dont les directions ſont en ſens contraire, de manière que les fibres du plan externe ſont coupées obliquement par celles du plan interne. La troiſième tunique n'eſt, ſelon Heiſter, que la ſubſtance cellulaire de Ruisk, dont on trouve une lame entre la première & la ſeconde tunique. Enfin, la tunique veloutée eſt une ſubſtance fongueuſe, ſemblable à des rayons de miel ; c'eſt l'organe qui verſe dans l'eſtomac les fluides qui s'y filtrent.

Ces tuniques ſont ſéparées entr'elles par pluſieurs réſeaux vaſculeux, formés par les dernières ramifications des artères gaſtriques, qui fourniſſent le ſang à l'eſtomac, & des veines du même nom, qui le rapportent à la veine porte, ou au rameau ſplénique, ou à la veine coronaire, qui environne l'eſtomac. On y obſerve de plus un grand nombre de filets nerveux fort conſidérables, qu' viennent de la paire vague. Les vaiſſeaux lymphatiques de cet organe aboutiſſent au réſervoir du chyle. La tunique cellulaire eſt parſemée de quantité de glandes qui filtrent la liqueur eftomacale, & dont les orifices s'ouvrent dans les interftices ou rayons de la tunique veloutée.

Le ventricule n'eft pas le feul organe qui ferve à la digeftion, les inteftins, les vaiffeaux lactés, les réfervoirs de Pecquet, le canal thérachique, le foie même, en fourniffant la bile, contribuent à cette opération. Je ne m'arrêterai cependant pas à décrire chacune de ces parties en particulier. On peut confulter là-deffus les excellens Ouvrages d'anatomie, dont nous fommes redevables à Heifter, à Winflow, à Ferrein, à Sabatier. Je me contenterai de dire un mot de la fituation des organes, à mefure que j'aurai occafion de parler de leurs Ouvrages. Je paffe donc au méchanifme de la digeftion.

L'ouvrage de la digeftion commence dans la bouche: les dents broyent les alimens, la falive les pénètre, en forme une efpèce de pâte groffière, & les met, par là, hors d'état de bleffer, par leur afpérité, les parois de l'œfophage. L'ufage de la falive ne fe borne pas à cela ; la grande quantité qui s'en fépare des glandes falivaires, pendant la maftication, & qui s'introduit dans l'eftomac, pendant la déglutination des alimens, prouve que cette humeur fert, ainfi que les fucs gaftriques, à diffoudre les alimens.

Comme je n'ai pas intention de faire un Traité fur la digeftion, je crois pouvoir me difpenfer de difcuter les différens fyftèmes qu'on a fucceffivement imaginés fur cette opération de l'économie animale. Je me contenterai d'expofer les phénomènes les plus certains. Je dis donc que les alimens étant parvenus dans la capacité de l'eftomac, y font diffous, foit par la falive, foit par les fucs fournis par les glandes dont la cavité de ce vifcère eft tapiffée, foit que le mouvement du ventricule y contribue au moyen d'une trituration, ou non : ces alimens, ainfi diffous, forment une pâte grifâtre, qui paffe dans les inteftins, par le pilore ; arrivée dans ce canal, cette pâte, qu'on appelle Chime, fe mele avec une nouvelle humeur, qu'on nomme Suc pancréatique, fournie par une efpèce de glande, le pancréa, placé derrière l'eftomac, qui communique avec le duodenum, par un canal, qui s'ouvre dans cet inteftin, un peu au-deffous du pilore. On obferve au même endroit un autre canal, qui s'ouvre dans cet inteftin & y répand la bile : ce canal eft appellé Choledoque ; il eft formé par la réunion de deux petits conduits particuliers, dont l'un (le conduit hépatique) part du foie, & l'autre (le cyftique), qui fort de la véficule du fiel. La bile fe mêle donc en même temps avec la pâte alimentaire, autrement, chimacée. Quel eft l'ufage de ces différens fluides dans la digeftion ? voici, en peu de mots, ce que les Phyfiologiftes ont écrit de plus raifonnable à ce fujet. La nature de ces différentes humeurs, eft l'indice le plus certain que nous ayons fur leur ufage ; la falive, le fuc gaftrique & le pancréatique font des fluides prefque abfolument infipides, ou, tout au plus, très-légèrement falés ; leur analyfe ne fournit ni acides, ni alkalis ; il y a donc lieu de croire qu'ils n'agiffent que comme des diffolvans aqueux ; il n'en eft pas de même de la bile. Suivant l'analyfe chimique, cette liqueur contient beaucoup de fel & d'huile melés avec le phlegme ; elle eft, par conféquent, de la nature des favons ; ce qui le prouve, c'eft qu'il n'y a aucune efpèce de favon qui enlève mieux les taches des étoffes que la bile. Par cette qualité, cette humeur eft propre à diffoudre les parties graffes des alimens, & les mêle avec les parties purement aqueufes; ce qui ne pourroit pas fe faire fans fon fecours; car, on fait que les huiles ne fauroient fe mêler avec le phlegme; mais, fi on incorpore un favon, alors les huiles deviennent mifcibles à l'eau, par le moyen du fel, qui, comme l'on fait, devient foluble dans ce liquide. De plus, la bile, par fes parties huileufes, embraffe les parties qui pourroient être trop graffes; car les expériences chimiques nous apprennent que, plus les fels alkalis font dépouillés d'huile, plus ils deviennent cauftiques, & que, par contraire, on diminue leur caufticité par le moyen de l'huile. Par cette propriété elle rend le chyle plus doux, la bile eft plus putrefcible. Cette difpofition à la putréfaction n'eft pas inutile pour la digeftion; c'eft par cette qualité que la bile eft propre à diffoudre les parties fibreufes de nos alimens, en excitant en elles un mouvement de diffolution, fans lequel les parties ne fauroient être affimilées au refte de nos humeurs.

On voit par ce que nous venons de dire, que la bile eft le principal agent de la digeftion. La pâte chimacée ayant fubi dans les inteftins la préparation convenable, fe change en une liqueur homogène blanche, douce, à-peu-près femblable au lait; c'eft ce qu'on appelle le chyle, Ce fluide paffe des inteftins dans un grand nombre de vaiffeaux nommés Lactés, dont les orifices s'ouvrent dans la cavité des inteftins. Ces vaiffeaux aboutiffent au réfervoir fitué derrière les piliers du diaphragme, à droite, vers la jonction de la première vertèbre des lombes avec celle du dos, à-peu-près entre les origines des muscles psoas ; c'est le réservoir de Pecquet, du nom de celui qui l'a découvert ; ce réservoir est adapté au canal nommé Thorachique, qui porte le chyle & la lymphe de-là à la veine sousclavière, où le chyle se mêle avec le sang.

On voit clairement que de toutes les parties qui contribuent à la formation du chyle, il n'en est point dont l'importance égale celle du ventricule. On ne doit pas considérer cet organe, comme un sac purement passif ; les glandes dont la tunique veloutée est parsemée, fournissent un suc qu'on regarde, avec raison, comme le premier agent de la digestion. L'excès ou le défaut de ce suc & les différentes qualités dont il est susceptible, sont les principales sources de tous les dérangemens qui peuvent arriver à cette fonction. Les bornes que je me suis prescrites, dans cet Essai, ne me permettent pas d'entrer dans un plus long détail, pour démontrer cette proposition dans tous ses points ; on en sera aisément convaincu, si l'on fait attention que la matière nécessaire à la réparation des pertes que le corps humain fait continuellement, est le produit des alimens. La préparation de ce suc nourricier n'est pas l'ouvrage d'un seul organe. Le chyle, au sortir des intestins, passe successivement dans divers couloirs, où il subit un nouveau degré d'élaboration. Parvenu au torrent de la circulation, il parcourt avec le sang différentes parties du corps. Chaque viscère, chaque glande est une espèce d'alembic destiné à extraire de la masse générale des humeurs quelques liqueurs particulières, dont les

uſages ſont différens. Par exemple, le pancréas
ſépare un ſuc auquel on donne le nom de pancréatique, le foie ſépare & extrait la bile ; il eſt donc
évident que ſi la pâte alimentaire n'a pas ſubi dans
l'eſtomac le degré d'elaboration convenable, il n'en
pourra réſulter qu'un chyle imparfait; par une ſuite
de conſéquences, toutes les autres liqueurs ſeront
plus ou moins viciées. Or, puiſqu'il eſt démontré
que le bon état des ſolides dépend de celui des
fluides, & réciproquement; le dérangement des
uns doit être une ſuite néceſſaire de l'altération
des autres.

On doit regarder ſous deux points de vue ce
vice de la digeſtion. Pour qu'elle ſoit parfaite, il
faut que cette fonction ſoit faite ſans être trop
précipitée, & que les réſultats fourniſſent des ſucs
propres à être animaliſés, ſans que par leur qualité
particulière, ils puiſſent communiquer aux humeurs des altérations contre nature. La digeſtion
ſera donc mauvaiſe, lorſque la nourriture dont on
aura fait uſage ne pourra fournir que du mauvais
chyle, que des ſucs impropres à s'aſſimiler à nos
humeurs, à réparer les pertes & à en corriger les
altérations; enfin, lorſque le viſcère deſtiné à travailler la pâte alimentaire, & les ſucs néceſſaires
pour en perfectionner la coction, ſeront impropres à la produire.

La nourriture dont on doit faire uſage eſt l'objet le moins déterminé; l'âge, le pays, le tempérament, l'inſtinct, l'habitude, l'exercice, les ſaiſons
jettent une variété infinie ſur la qualité des alimens
qu'on doit employer, & ſur leur quantité; & ſi jamais l'amour de l'humanité portoit un obſervateur
éclairé à fixer avec quelque juſteſſe le genre de

nourriture le plus favorable à chaque âge, & à-peu-près à chaque tempérament, il verroit son ouvrage admiré à cause du motif qui l'auroit dicté, mais rendu inutile par le goût qu'on cherche à contenter; il n'entrera donc pas dans mes vues de corriger les digestions vicieuses, quand elles ne le seront que par la nature des alimens qu'on aura pris. Chaque individu doit se gouverner là-dessus par l'amour de sa conservation, & choisir, s'il est possible, celui qui satisfera le mieux à son goût & à sa santé; mais je me persuade faire le plus grand bien en corrigeant les vices de la digestion qui dépendent de l'estomac lui-même, & peuvent être le fruit de nos caprices passés, de notre constitution, du genre de nos occupations & du régime indispensable, quoique mauvais, auquel nous avons été assujettis.

L'influence de l'estomac sur toutes les fonctions de l'économie animale, me paroît suffisamment démontrée. Il est aisé de concevoir, après tout ce qu'on a dit ci-dessus, que le délabrement de ce viscère est la source la plus ordinaire de la plupart des maladies; mais il n'est pas aussi aisé de prouver la connexion directe de ces mêmes maladies avec les différentes altérations dont cet organe est susceptible; voici tout ce qu'on peut dire de plus probable à ce sujet.

Tous les vices des solides se réduisent à deux principaux, l'excès de tension & de relâchement; de même l'épaississement ou la dissolution des fluides, sont les deux sources de toutes les dépravations des humeurs. Ainsi, si je ne me trompe, l'excès de tension dans les fibres de l'estomac, doit être suivi de l'épaississement des sucs qui se séparent de ce viscère. Ces deux causes réunies

doivent produire un chyle plus groffier ; de-là,
toutes les obftructions & la foule de maladies qui
en dépendent, telles que les écrouelles, les fquirres,
certaines hydropifies, la jauniffe, les fleurs blanches dans certains cas, & par une raifon contraire,
le relâchement des tuniques du ventricule, fera
accompagné de la diffolution des fluides ; & ces
deux altérations fe communiquant de proche en
proche au refte de la machine, produiront toutes
les maladies dépendantes de la diffolution des humeurs, telles que le fcorbut, le cancer, les dartres,
les hydropifies fpontanées, les ulcères des vifcères,
les pertes des femmes produites par errofion, les
fièvres malignes, &c.

On doit rapporter aux mémes caufes la faim ca-
nine, le dégoût, l'appétit dépravé, les différentes
efpèces de coliques, les dévoiemens ou vomiffemens opiniâtres, les dyffenteries, les vertiges,
les maux de tête habituels, les infomnies ou affou-
piffemens, les vapeurs dans plufieurs occafions, &
même certaines épilepfies. Tout le monde fait que
ecrtaines défaillances, & fouvent l'apoplexie,
font les effets d'une indigeftion ou d'une fuite de
digeftions mal faites. Les fièvres putrides n'ont
jamais d'autre caufe, & les intermittentes en dépendent prefque toujours. C'eft à la foibleffe de
l'eftomac qu'on attribue toutes les rechûtes, qui
font fi fréquentes après les maladies aiguës.

Je fuis fort éloigné de penfer que toutes les
maladies que je viens de nommer, ne puiffent
dépendre de plufieurs autres caufes, que du dérangement des digeftions. Je prétends feulement
dire, que c'eft là leur fource la plus ordinaire.
Je fais bien qu'il y a un très-grand nombre de

maux qu'on ne sauroit jamais attribuer à cette altération, tels que les fièvres inflammatoires en général, les maladies éruptives, les contagieuses, telles que la petite vérole & la peste, le mal vénérien, &c. Mais ces maladies même sont & plus dangereuses & plus rebelles, lorsque les premières voies sont en mauvais état.

Au reste, la théorie ne nous fournit que des notions très-imparfaites touchant les causes des maladies. Ses principes ne peuvent avoir qu'un degré plus ou moins grand de probabilité. Le flambeau de l'expérience seul peut nous conduire à la certitude ; c'est à la lueur de ce flambeau que j'ai acquis le peu de connoissances que j'ai sur ces matières. Frappé de l'opiniâtreté de certaines maladies & de l'inutilité des secours que l'art emploie contr'elles, je me suis appliqué, pendant long-temps, à en connoître la raison. Des observations multipliées m'ont enfin convaincu que le défaut de succès ne vient, le plus souvent, que de ce que les gens de l'art, entièrement occupés de de la cause prochaine, négligent absolument la cause primitive du mal ; c'est-à-dire, le mauvais état des premières voies ; toute mon atteniton s'est donc bornée à éviter cet écueil. J'ai fait à ce dessein plusieurs tentatives inutiles ; mais loin d'être découragé par leur peu de succès, j'ai, au contraire, redoublé mes efforts jusques à ce que mes recherches m'ont enfin conduit au but auquel je visois ; c'est-à-dire, que je suis à la fin venu à bout de composer un remède propre à réparer parfaitement les délabremens de l'estomac. Ce remède consiste dans une Eau stomachique, qui est en même-temps fondante & dépurative. Cette Eau réunit encore deux avantages, qui en augmentent le prix; elle est très-limpide, & son goût n'est point du tout désagréable. Cette composition me tient lieu de tout autre remède dans plusieurs cas. Dans certaines circonstances, elle fait la base du traitement, mais je lui associe des secours convenables, pour aider son activité. Enfin, dans plusieurs occasions, je la prescris comme un moyen accessoire, & pour rendre la guérison plus prompte & plus complette, ou, pour prévenir les rechûtes, je la varie, selon les cas : savoir; si les solides sont trop tendus, trop irritables, trop secs, il faut couper mon Eau avec trois quarts ou deux tiers d'eau ordinaire & un peu de sucre, ou avec de l'eau d'orge, ou deux tiers ou moitié lait; enfin telle tisane ou infusion que le cas particulier peut rendre plus ou moins bien indiquée, & la prendre alors bien dégourdie ; au contraire, dans le cas d'atonie ou de foiblesse marquée, il faut laisser à mon Eau un degré d'activité plus ou moins grand, relatif au degré de foiblesse & du tempérament du malade, & alors la donner froide. On peut joindre à la bouteille, une ou deux cuillerées d'eau de fleur d'orange, si l'on veut. Quand, avec l'atonie ou l'excès du ton des solides, on trouve encore à corriger un vice d'âcreté dans nos humeurs, ou telle autre dépravation, on associe à mon Eau quelque boisson adoucissante, comme la décoction de mauves, de navets, l'eau de veau, le lait, l'eau d'orge, & enfin tel autre remede, qui, quoique efficace contre la vue secondaire, seroit insuffisant pour rétablir l'estomac.

Je vais rapporter quelques exemples de chacun

de ces cas, pour mettre tout lecteur à portée d'en faire la diftribution.

PREMIERE OBSERVATION.

M. l'Abbé de Beron, Chanoine de Noyon, avoit l'eftomac dérangé. Il étoit tourmenté, depuis long-temps, par des coliques violentes ; il rendoit continuellement des vents par le haut & par le bas ; fa refpiration étoit très-genée, fur-tout, pendant la nuit : fa poitrine alors produifoit un fifflement continuel, le volume de la rate étoit prodigieufement augmenté, ce qui donnoit lieu à une tenfion & à une enflure extraordinaire du bas-ventre ; fes urines ne couloient qu'en très-petite quantité, & étoient très-chargées & noirâtres. La mauvaife odeur de fon haleine, & la perte de l'appétit, annonçoient évidemment le mauvais état des premieres voies. Tous les remèdes adminiftrés par des mains favantes, n'avoient pu lui donner le moindre foulagement. M. Biftos, Grand-Vicaire de l'Archevêque d'Embrun, me l'adreſſat dans cet état. Je lui fis prendre de mes Eaux, trois verres tous les matins, à une heure, environ, de diftance l'un de l'autre, coupées avec une décoc-tion, ou tifane faite avec trois oignons blancs, fur une pinte d'eau ; un, après fon dîner, mêlé avec de l'eau commune & un peu de fucre, & deux, le foir avant de fe coucher, comme ceux du matin. Dans huit jours, il fut foulagé de toutes fes incommodités, & dans un mois, il fut entiére-ment rétabli.

II.

II.ᵉ OBSERVATION.

M. de Rouffiere, Chevalier de Saint-Louis, Commiffaire - Ordonnateur des Guerres, d'un tempérament fort bilieux, avoit, depuis long-temps, l'eftomac fort dérangé ; il étoit fujet à des coliques affreufes. Il avoit des obftructions au foie & la jauniffe. Il étoit d'une maigreur & d'une foibleffe extrêmes. Une infomnie continuelle achevoit de le deffécher. Les Médecins les plus célèbres lui avoient adminiftré tous les fecours de l'Art ; ils le regardoient comme incurable. Ce fut dans cet état qu'il s'adreffa à moi. Je lui fis prendre mes Eaux, compofées avec trois cuille-rées d'Elixir fur une pinte d'eau, qu'il coupa avec égale quantité de limonade. Il buvoit tous les matins trois gobelets de ce mélange, & un après fon dîner, coupé avec de l'eau ; il mettoit du fucre dans chacun. Il les fentit travailler beau-coup les premiers jours dans tout le corps, elles lui accafionnoient des mal-aifes & des douleurs aiguës aux parties engorgées. Ses digeftions fe faifoient néanmoins beaucoup mieux ; je lui fis alors couper mes Eaux avec le tiers de lait, quoiqu'on le regardât comme un poifon dans fon état, il paffa très-bien. Son appétit, fon fom-meil, les digeftions fe rétablirent, & peu-à-peu, avec ce régime fimple & doux, & quelques lavemens & purgations analogues à fon état, je le ramenai à la fanté, dont il jouit.

Le même, à fon retour des Siéges de Mahon & de Gibraltar, avoit entièrement épuifé fa fanté, tant par les fatigues, que par les remèdes que le défir de guérir fait toujours prendre imprudemment

C

aux malades : il étoit attaqué de différentes indif-
positions, qui avoient mis fon eftomac dans le
plus mauvais état; il eût des coliques violentes,
à la fuite defquelles fe déclara une dyffenterie, &
une hémorrhagie qui l'avoient réduit dans le maraf-
me ; il étoit abfolument fans force ; les remèdes les
plus fagement adminiftrés , pendant plus d'un
mois, par des Médecins célèbres d'Avignon, où
M. de Rouffiere s'étoit rendu, ne lui procuroient
aucun foulagement. Alors, réduit au défefpoir,
il pria MM. les Médecins de permettre de faire
ufage de mes Eaux, leur déclarant les bons effets
qu'il en efpéroit, ils y confentirent. En effet, dans
quinze jours de l'ufage de ces Eaux, fon eftomac
& fes forces fe rétablirent, les coliques violentes
fe calmèrent, fon teint revint; le fuccès furpaffa
même l'attente de MM. les Médecins, qui les lui
firent continuer ; & par le moyen des lavemens
purgatifs, & d'autres qu'il prenoit journellement
compofés des racines de fraifier, & des bains, il
fut dans un mois délivré de toutes fes incommodités, & dans un mois & demi il jouit de toutes
fes forces, de maniere à pouvoir faire le voyage
de Paris, où fes affaires l'appelloient. Les Médecins, témoins de cette cure, ayant befoin eux-
mêmes d'aller prendre des Eaux, fe mirent à
l'ufage des miennes, que M. de Rouffiere leur
céda, & ils s'en trouvèrent très-bien. M. de
Rouffiere a continué l'ufage de ces mêmes Eaux,
depuis ce temps, avec le plus grand fuccès.
Voici la Lettre qu'il m'écrivit: « Je vous ai pro-
» mis, mon cher d'Acher, que je vous informe-
» rois, à mon arrivée ici, de l'époque à laquelle
» je quitterois entièrement vos Eaux; vous avez

» vu au mois d'Octobre dernier, la seconde réfur-
» rection que je leur dois. Ma fanté étoit entiè-
» rement rétablie, aptès en avoir fait un ufage
» conftant, & non interrompu depuis le mois
» d'Avril 1783. Elles m'ont rendu, mon cher
» d'Acher, une fanté plus brillante & plus florif-
» fante encore que je ne l'avois avant mon
» départ pour Minorque & pour l'Efpagne ; mon
» eftomac continue à digérer parfaitement, & je
» fuis même fort engraiffé depuis mon départ de
» Paris. En rendant juftice à l'excellente pro-
» priété de vos Eaux, je vous renouvelle, avec
» autant de reconnoiffance que de plaifir, les
» affurances bien fincères de l'inviolable attache-
» ment avec lequel j'ai l'honneur d'etre, &c.

Signé, DE ROUSSIERE.

III.ᵉ OBSERVATION.

Mademoifelle Colet, de Pontchartrain, étoit confumée, depuis fix mois, par une fièvre lente, avec redoublemens. Son eftomac étoit fort dé-labré ; elle y reffentoit, de temps en temps, des pefanteurs & un gonflement confidérable ; elle fe plaignoit d'un grand feu dans ce vifcère. Elle n'avoit point d'appétit, dormoit peu. Elle avoit la jauniffe & étoit très-maigre ; elle s'étoit tranfportée en cette ville, pour y faire des remedes, qui tous avoient été infructueux. Je lui fis prendre mes Eaux, compofées avec deux bonnes cuillerées d'Elixir fur une pinte d'eau, qu'elle coupa avec égale quantité de limonade, & le jour de l'accès, au moment du friffon, je lui fis prendre de fuite & dans l'intervalle, une pinte de ce mélange froid, qui lui procura une sueur abondante; & dans le chaud, on continua de lui en servir, alors un peu chaud. Je la purgeai le lendemain avec la purgation N° 4. Elle continua le jour suivant, & à l'heure de l'accès, de prendre la pinte d'eau comme le premier jour. L'accès fut très-petit. Elle se purgea le lendemain, elle n'eut pas le troisieme. Sa fiévre disparut, son estomac se rétablit, l'appétit & le sommeil revinrent, ses digestions furent parfaites, & dans un mois de l'usage de ces Eaux coupées avec de la limonade, elle fut entièrement guérie. Le même traitement a eu un pareil succès dans les fiévres tierces. Sur un grand nombre de personnes que j'ai traitées, fort peu ont eu le quatrieme accès.

IV.ᵉ Observation.

M. le Curé de Pontchartrain, oncle de la malade précédente, avoit l'estomac dans un état si déplorable, qu'il rejettoit ses alimens par la bouche, presque dans le même état qu'il les avoit pris. Il étoit, de plus, cruellement tourmenté par une rétention d'urine. On étoit obligé de se servir de la sonde. Les Médecins désespéroient de sa guérison, ils l'avoient abandonné. Mademoiselle Colet, sa nièce, vint me prier de lui donner de mon Eau, comme dernière ressource. Je la composai avec quatre cuillerées d'Elixir sur une pinte d'eau, & la lui fis couper avec partie égale d'une tisane faite de bois de bouleau. On ne fut pas peu étonné du soulagement qu'elle lui procura. Dès le premier jour, le malade urina avec assez de facilité, & ne rejetta pas le bouillon.

Peu-à-peu l'eſtomac ſe rétablit, les forces revinrent, & dans l'eſpace de quinze jours, ſa ſanté
fut rétablie. M. de Maurepas s'intéreſſoit beaucoup à ce malade, & fut ſi ſurpris de cette cure,
d'après le rapport que les Médecins de la Cour,
qu'il avoit envoyé au ſecours de ce Curé, lui
avoient fait de ſa maladie, qu'il deſira connoître
cette Eau & ſon Auteur.

V.ᵉ OBSERVATION.

Mademoiſelle de Sïoly, Femme-de-chambre
de Madame Victoire de France, avoit l'eſtomac
ſi délabré, qu'elle ne pouvoit rien digérer. Elle
étoit, de plus, tourmentée par des vertiges con-
tinuels, qui la mettoient hors d'état de faire ſon
ſervice; de manière qu'elle étoit ſur le point de
demander ſa retraite. Elle avoit des obſtructions
& une difficulté de reſpirer. Suffoqué par la bile,
elle avoit en vain éprouvé tous les ſecours ordinaires, adminiſtrés par les mains les plus habiles.
Je lui fis prendre de mon Eau avec de la limonade,
dans peu de jours ſon eſtomac ſe rétablit; les digeſtions ſe firent mieux, & à l'aide de quelques
remèdes & de quelques purgatifs doux, je lui
rendis la ſanté, dont elle étoit privée depuis long-
temps.

VI.ᵉ OBSERVATION.

M. de Fargés, Intendant des Finances, fut délivré, par mon Eau, compoſée avec trois cuillerées
d'Elixir ſtomachique ſur une pinte d'eau, que je
fis mêler avec partie égale d'une infuſiou de fleurs
de mauves, d'une fiévre & d'une toux très-opiniâtre, qui le tourmentoit depuis long-temps, &

qui avoient réfifté à tous les remèdes. L'eftomac,
dont le dérangement étoit au dernier période,
fe rétablit de jour en jour, par l'ufage de cette
même Eau, que je lui fis couper, après que la
fiévre eut ceffé, avec du lait. Il a eu foin de les
continuer pendant long-temps, & il lui doit la
fanté conftante dont il jouit.

VII.ᵉ OBSERVATION.

M. le Marquis d'Efpagnac avoit l'eftomac très-
dérangé; fes digeftions étoient très-laborieufes.
Il fe plaignoit, de plus, d'un refferrement très-
douloureux de la poitrine, qu'il attribuoit à la
peinture. Il étoit devenu fort maigre. Mon Eau,
compofée avec trois cuillerées d'Elixir fur une
pinte d'eau, dont je lui faifois prendre trois
gobelets tous les matins, mélée avec moitié lait,
& un, après fon repas, mélée avec de l'eau ordinaire, & un peu de fucre, lui ont rendu la fanté
& l'embonpoint.

VIII.ᵉ OBSERVATION.

M. le Baron d'Efpagnac, d'un tempérament
fort bilieux, avoit l'eftomac fort dérangé, & il
éprouvoit un mal-aife continuel. Il étoit fujet à
des attaques d'apoplexie. Il a été délivré de toutes
fes incommodités par l'ufage de mes Eaux.

Madame la Baronne d'Efpagnac, qui en a pris
un verre, le matin, pendant quelque temps, s'en
eft fort bien trouvée.

M. Monnory, Curé de S. Etienne, à Melun,
demanda au fieur d'Acher de ces Eaux, à titre
de charité, pour un pauvre ouvrier, qui avoit

l'eftomac fi dérangé, qu'il étoit hors d'état de travailler pour fe fubftanter. Voici ce qu'il lui marqua par fa Lettre du 22 Septembre 1783.

« Le pauvre malade, pour lequel je m'inté-
» reffe, a pris vos Eaux ftomachiques, (com-
» pofées de trois cuillerées d'Elixir, fur une pinte
» d'eau) & coupée avec moitié d'une infufion de
» camomille, & le foir avec de l'eau de rivière,
» mélée d'un peu de fucre, ainfi qu'après font
» diner. Son eftomac fait actuellement fes fonc-
» tions; & cette efpece de langueur & de mal-
» aife, qui le mèttoient hors d'état de travailler,
» fe font diffipées ; il me charge de vous faire les
» plus finceres remerciemens.

J'ai l'honneur d'être, &c. *Signé*, MONNORY, Curé de S. Etienne.

IX.ᵉ OBSERVATION.

M. Martin, premier Secrétaire de M. Le Noir, Lieutenant-Général de Police, étoit incommodé, depuis bien long-temps, par une pefanteur d'efto-mac confidérable, & fe plaignoit d'une barre qui ferroit toute la région de ce vifcère. Ses digeftions étoient laborieufes, & il n'alloit à la garde-robe que tous les huit à dix jours, à force de prendre des remèdes. Il étoit fujet à des migraines vio-lentes, à un mal-aife continuel, & à une grande crifpation dans le genre nerveux. Lors de l'accès, fes pieds, & les doigts de fes mains fe tour-noient; à la fuite, il venoit un fpafme qui lui occafionnoit les douleurs les plus violentes. Il s'eft délivré de ces incommodités par l'ufage de mes Eaux, compofées avec trois cuillerées d'Elixir fur une pinte d'eau, coupée avec de l'eau ordinaire & du fucre, qu'il n'a pas difcontinué, depuis près de quatre ans, tous les matins, & après les repas. Il continue toujours avec le même fuccès.

X.e OBSERVATION.

Madame la Ducheffe de *** étoit affectée de la poitrine. Elle avoit une toux très-féche; le lait lui avoit été prefcrit par les Médecins; mais fon eftomac, qui étoit en très-mauvais état, ne pouvoit pas le fupporter, malgré tous les moyens que la Médecine a imaginés pour le faire paffer: elle eut recours à mes Eaux, qui, mélées avec le lait, produifirent les effets les plus heureux.

XI.e OBSERVATION.

Monfeigneur l'Archevêque d'Embrun, fatigué depuis long-temps par un rhume opiniâtre, qui ne lui laiffoit goûter aucun repos, ayant d'ailleurs l'eftomac très-délabré, & une douleur au côté, a recouvré la fanté à la faveur de mes Eaux, que je lui faifois prendre, le matin & le foir, mêlée avec égale partie de lait, & avec de l'eau ordinaire, après le repas. Ce Prélat, à qui j'avois donné quantité de mon Elixir, pour les pauvres d'Embrun, m'a affuré avoir fait un nombre infini de cures à l'Hôpital, par leur feul ufage, & que les Sœurs de charité avoient rendu la fanté à d'autres, dont les Médecins défefpéroient de la guérifon. Voici la Lettre que ce Prélat m'écrivit à ce fujet :

« Vos Eaux, mon cher d'Acher, produi-
» fent des effets merveilleux dans cette Ville;
» les Sœurs de l'Hôpital les adminiftrent à leurs

» malades, avec tout le fuccés qu'on pouvoit en
» efpérer (1).

» Mon frere fit, il y a quelques jours, une cure
» furprenante avec vos Eaux ; je lui en avois
» laiffé une petite provifion en paffant chez lui.
» Un malade, de fes voifins, attaqué d'une fievre
» putride maligne, & abandonné, jetoit toute fa
» famille dans le défefpoir; fa femme, que mon
» frere apperçut dans la plus vive affliction, lui
» en demanda la caufe; elle lui répondit que fon
» mari étoit agonifant, & qu'il alloit mourir. Il
» lui offrit de lui donner de vos Eaux, en lui
» prefcrivant la méthode avec laquelle elle de-
» voit les adminiftrer au malade ; ce qu'elle fit,
» & deux jours après, elle vint le remercier, en
» lui annonçant que fon mari étoit hors de dan-
» ger.

» J'ai oublié de vous dire, que j'ai pris un
» foir, par mégarde, un verre de votre Elixir
» pur, fans autre inconvénient.

» Je fouhaite que vos découvertes s'accréditent
» de plus en plus, pour le bien de l'humalité.
» Vous connoiffez, mon cher d'Acher, les fenti-
» mens fincères avec lefquels, je fuis, &c.

P. L. Archevêque & Prince d'Embrun.

XII.ᵉ OBSERVATION.

Monfeigneur l'Evêque de Séez, premier Aumônier de MONSIEUR, avoit l'eftomac entièrement
dérangé ; fes digeftions étoient très-laborieufes.

------

(1) Le fieur d'Acher les donnoit *gratis*, pour la diftribution des Pauvres.

Attaqué d'un gros rhume, depuis long-temps, il avoit une fanté très-foible. Les remèdes, adminiftrés par MM. Lieutaud & la Sonne, célèbres Médecins, n'avoient pu la lui rétablir; le lait qui lui avoit été ordonné, ne paffoit pas. M. Le Noir, qui éprouvoit les meilleurs effets de mes Eaux, lui confeilla d'y avoir recours; il en fit ufage: elles lui firent paffer le lait, & lui rendirent la fanté dont il étoit privé. M. de la Sonne, à qui il fit part des effets merveilleux de mes Eaux, les lui confeilla. Il les continue tous les jours avec fuccès, & il jouit, depuis ce temps, de la meilleure fanté.

XIII.ᵉ OBSERVATION.

M. Chiquet, Confeiller au Parlement de Dijon, avoit l'eftomac fort dérangé, depuis long-temps; il avoit, tous les jours, fur le foir, un petit accès de fiévre. La bile ne couloit pas; il avoit des obftructions. Tous les remedes connus n'avoient produit aucun effet. Il eut recours à mes Eaux, compofées avec trois cuillerées d'Elixir fur une pinte d'eau que je lui fis couper, dans les commencemens, avec égale quantité d'une infufion de zeft de citron. Dans moins de quinze jours fon eftomac fut rétabli, les accès de fiévre difparurent; il les prit enfuite coupées avec du lait, qu'il aime beaucoup; elles lui redonncrent fon embonpoint, dont il étoit privé depuis long-temps. Il continue d'en prendre, tous les jours, un verre, le matin, & après fes repas; &, depuis leur ufage, il n'a pas reffenti la moindre indifpofition, ni indigeftion, auxquelles il étoit fi fujet auparavant.

XIV.ᵉ OBSERVATION.

M. le Comte de Chamineau étoit tourmenté d'une toux cruelle, nuit & jour; il avoit employé, inutilement, tous les fecours ordinaires. Il me fit prier d'aller le voir à Verfailles, chez M. le Comte de Saint-Germain, où il étoit. Je lui fis prendre quatre verres de mon Eau, compofée avec trois cuillerées d'Elixir. Avant que de fe coucher, coupée avec moitié d'eau ordinaire & un peu de fucre. Il ne touffa prefque point dans la nuit. Je lui fis prendre la même dofe, le matin, à une heure de diftance d'un gobelet à l'autre. Il continua le même remede pendant quatre jours, & il en fut entiérement délivré.

XV.ᵉ OBSERVATION.

M. l'Abbé de Gamanfon, grand Archidiacre d'Orléans, d'un tempérament fort bilieux, étoit dans le même état que le malade précédent; il avoit, d'ailleurs, l'eftomac délabré. Je lui prefcrivis mon Eau, mêlée avec de la limonade, & dans huit jours fon eftomac fut rétabli & délivré du rhume & de la bile qui le tourmentoit. Dans tous les cas où il y a des rhumes, j'ai ordonné mon Eau, coupée avec du lait, ou de l'orgeat, ou avec une décoction d'orge, de navets, de bouillon blanc, de fleurs de mauves, ou toute autre tifane adouciffante, felon le tempérament & l'âge du malade.

XVI.ᵉ OBSERVATION.

M. Francés Bataille, Receveur-Général des

Finances ; M. Francés Daville, fon frere, d'un tempérament fort délicat, ont été, l'un & l'autre, délivrés plufieurs fois de la même maladie, par le feul ufage de mes Eaux, coupées avec le lait, ou la tifane qui leur convenoit le mieux.

XVII.ᵉ Observation.

M. de Beaufort, premier Lieutenant des Maréchaux de France, attaqué auffi d'un rhume très-opiniâtre, ayant l'eftomac fort dérangé, en a été guéri avec mes Eaux, coupées avec l'eau de navets.

XVIII.ᵉ Observation.

Madame la Marquife de Raftignac, qui me fut recommandée par M. le Maréchal de Briffac, avoit l'eftomac très-dérangé. Les alimens les plus légers ne paffoient qu'avec peine. Sa poitrine étoit très-délicate. Par l'ufage de mon Eau, compofée avec trois cuillerées d'Elixir ftomachique, de laquelle je ne lui faifois mettre que le tiers, fur deux tiers d'une infufion de fleurs de mauves, & un peu de fucre. Son eftomac fut rétabli dans dix ou douze jours, & elle continua, pendant quelque temps, avec fuccès.

XIX.ᵉ Observation.

La Femme-de-chambre de Madame la Marquife de Nefle avoit la poitrine affectée, une toux fèche, la refpiration gênée, & l'eftomac très-dérangé. Le lait ne pouvoit pas paffer. Après avoir effayé, fans fuccès, tous les fecours ufités, elle me fut recommandée par Madame la Marquife, fa maîtreffe. Je joignis mon Eau, compofée avec trois cuillerées d'Elixir, au lait ; dès-lors cette boiffon paffa à merveille, fon eftomac & fa poitrine fe rétablirent, peu à peu fa refpiration devint aifée, la toux ceffa, & la malade reprit, en peu de temps, fa force & fon embonpoint.

XX.ᵉ OBSERVATION.

M. l'Abbé de Ternay, Confeffeur de Madame LOUISE de France, Supérieure des Carmélites, à Saint-Denis, avoit, depuis long-temps, fon eftomac très-dérangé ; fes digeftions étoient très-laborieufes, un enrouement confidérable, la poitrine affectée ; il n'alloit à la garde-robe qu'avec beaucoup de peine, & tous les douze ou quinze jours. Ayant employé, fans fuccès, tous les remedes ordonnés par les plus favans Médecins, M. Le Noir, Tréforier des aumônes du Roi, qui éprouvoit les meilleurs effets de mon Eau, lui confeilla d'y avoir recours, ce qu'il a fait. Il les compofoit avec trois cuillerées, quelquefois avec quatre d'Elixir, & les coupoit enfuite avec partie égale de l'eau d'orge, & du lait dégourdi : il s'en eft trouvé très-bien, & il les a continué avec fuccès.

XXI.ᵉ OBSERVATION.

Monfeigneur le Prince de Naffau avoit, depuis quelque temps, l'eftomac très-dérangé ; il ne pouvoit prefque rien digérer, il n'avoit point d'appétit ; dès qu'il prenoit quelque aliment, il éprouvoit, un moment après, un mal-aife,

des maux d'eftomac, & des éblouiffemens. Après
avoir employé tous les fecours ufités, fans
fuccès, il eut recours à moi : mon Eau ftomachique, compofée avec une cuillerée d'Elixir,
& autant d'eau de fleur d'orange fur une pinte
d'eau, & un peu de fucre, lui rétablit, dans peu
de jours, fon eftomac, & lui rendit l'appétit
& la fanté.

XXII.ᵉ OBSERVATION.

M. Pomard, Chevalier de l'Ordre de Saint-
Louis, grand Prevêt de la Touraine, avoit l'eftomac très-dérangé, & un fquirre au foie ; il
étoit abandonné des Médecins, qui n'ont pu lui
donner aucun foulagement. Mon Eau, compofée
avec trois cuillerées d'Elixir & coupée avec
l'infufion de chicorée fauvage, lui ont rétabli
l'eftomac, & il a éprouvé, pour les autres incommodités, un mieux qu'il n'avoit reffenti
depuis long-temps.

XXIII.ᵉ OBSERVATION.

M. le Baron du Châtelet languiffoit, depuis
long-temps, dans une fituation déplorable, &
ne pouvoit rien digérer ; il étoit tourmenté
par un vomiffement & un dévoyement continuel ; il étoit d'une maigreur affreufe, fon teint
étoit jaune livide ; il avoit, d'ailleurs, une grande
acrimonie dans les humeurs. On avoit, en vain,
effayé tous les remedes indiqués ; le lait ne
paffoit point, le malade le rejettoit auffi-tôt, ou
le rendoit, tout pur, par les felles. Je lui fis
couper le lait avec mon Eau ftomachique ; alors,

il paſſa très-bien, l'appétit & ſes forces ſe rétablirent en peu de temps ; la peſanteur de l'eſtomac diſparut ; les vomiſſemens, les dévoye-
mens s'arrêterent. Toutes ſes incommodités pro-
venoient d'une humeur dartreuſe repercutée ;
auſſi tous les remedes qu'on lui adminiſtroit,
pour cette maladie, dont la véritable cauſe étoit
obſcure, ne faiſoient qu'augmenter le mal, &
aggraver ſon état. Mes Eaux pénétrerent le myſ-
tere de la Nature, & attaquant les humeurs
juſques dans leur retranchement, procurerent au
malade une éruption ſi conſidérable, que ſon
corps devint couvert de dartres ; dès ce moment toutes les incommodités qu'il éprouvoit
dans ſon intérieur s'avanouirent. Voici la lettre
que M. de Brotonne, Médecin de la Faculté,
très-eſtimé dans ſon Corps, & ami de l'humanité,
m'écrivit à ce ſujet, & à celui d'autres malades
auxquels il faiſoit prendre de mes Eaux.

« Je vous rends juſtice, Monſieur ; je vois que
» les effets de vos Eaux répondent à ce que je
» devois en attendre. D'après la compoſition
» dont vous m'avez fait part, ſoyez ſûr que
» toutes les fois que je trouverai occaſion de les
» placer à propos, je le ferai avec grand plaiſir.
» J'ai obſervé qu'elles ſont amies de l'eſtomac,
» & qu'elles favoriſent la digeſtion ; elles divi-
» ſent, & atténuent les humeurs, elles donnent
» du reſſort aux ſolides, & par conſéquent,
» elles ſont très-propres à entretenir, ou à ré-
» tablir l'équilibre, ſi néceſſaire entre les ſolides
» & les fluides, d'où dépend la bonne ſanté. J'ai
» vu hier M. le Baron du Châtelet, qui continue
» à ſe bien porter : les dartres affreuſes dont il

» étoit tourmenté le laiſſent parfaitement tran-.
» quille, & il a repris ſon embonpoint; M. le
» Doyen de Sainte-Opportune s'en loue beau-
» coup : les femmes dont je vous ai parlé ne
» ſont pas encore entiérement guéries, mais
» elles vont très bien ; elles continuent d'en
» faire uſage, en les coupant avec moitié eau
» d'orge : Je n'ai pas eu occaſion de les employer
» juſqu'à préſent pour l'apoplexie, & la paraly-
» ſie ; mais je ſuis infiniment perſuadé qu'elles
» ſont très-ſalutaires pour prévenir ces maladies,
» & garantir des rechûtes, ceux qui en ont
» déja éprouvé les attaques ; mais comme elles
» ſont fondantes, il eſt eſſentiel de purger de
» temps en temps ceux qui en font uſage. Au
» reſte, Monſieur, c'eſt un remede qui demande
» du régime comme les autres, & ſur-tout de
» la ſobriété le ſoir.

» J'ai l'honneur d'être, &c. De Brotonne,
Médecin de la Faculté de Paris.

Ce 20 Décembre 1776.

*Lettre de M. de la Boiſſiere, Médecin des
Hôpitaux. A Bergerac, du 13 Juillet 1783.*

« C'eſt avec bien de la ſatisfaction, Monſieur,
» que je vous apprendrai que les deux per-
» ſonnes pour leſquelles vous m'avez envoyé
» vos dernieres Eaux, s'en trouvent à merveil-
» le : il y en a une d'entiérement guérie, &
» l'autre va l'être inceſſamment ; ce ſera d'autant
» plus agréable pour elles, que ce n'eſt qu'après
» avoir fait uſage d'une grande quantité d'autres
» remedes, & ſans ſuccès, qu'elles ſe ſont dé-
» terminées à faire uſage de vos Eaux : l'une des

» deux

» deux les redoutoit infiniment ; mais fur ce
» que je lui affurai que vous aviez bien voulù
» m'en faire connoître la compofition, elle fe
» détermina à en prendre fans crainte.

» Le Monfieur dont je vous ai parlé, il y a
» quelque temps, qui a été guéri par vos Eaux,
» & qui craignoit que fes dartres ne revinffent,
» eft entiérement raffuré: ce ne fut rien qu'un
» peu de feu à la peau qui céda à deux bains tiè-
» des. Il fe porte à merveille, a été non-feule-
» ment guéri de fes dartres, mais encore d'une
» langueur d'eftomac qu'il avoit prefque conti-
» nuelle ; ce qui ne me furprend pas , car à
» voir l'effet de vos Eaux fur ce vifcère, je fuis
» tenté de croire que c'eft plus en corrigeant
» les digeftions que de toute autre maniere,
» qu'elles guériffent les maladies de la peau.

» Vous me ferez plaifir de m'envoyer encore
» fix bouteilles d'Eau, pour une Dame qui a
» une dartre qui lui occupe prefque toute la
» poitrine. Elle prend actuellement des bains qui
» la difpoferont à une guérifon plus prompte.

» Je fuis bien aife, Monfieur, & par rapport
» à vous, & par rapport aux malades , de n'avoir
» que des bons témoignages à vous rendre des
» effets de votre remede : je fuis d'autant plus
» charmé de votre découverte, que j'ai toujours
» (comme j'ai eu, je crois, l'honneur de vous le
» dire dans une autre lettre) regardé les ma-
» ladies de dartres, ou comme trop difficiles à
» guérir, ou comme dangereufes à détruire ,
» mais en général toujours comme très-dange-
» reufes pour l'eftomac, non pas par elles-mê-
» mes, mais par la quantité des délayans qu'on

» eſt obligé d'employer dans la cure de ces
» maladies. De manière que j'ai vu plus d'une
» fois que, pour combattre des vices dartreux,
» on avoit entiérement énervé les forces de
» l'eſtomac, détruit ſes fonctions, ſans extirper
» le vice de la peau : vos Eaux n'ont pas cet
» inconvénient. J'ai l'honneur d'être, &c.

Signé BOISSIERE.

» P. S. J'ai employé, pour les pauvres de
» l'Hôpital, les douze bouteilles que vous leur
» avez fait préſent, & dont je vous remercie ;
» elles ont fort bien réuſſi, mais l'Hôpital n'eſt
» pas aſſez riche pour faire cette dépenſe.

*Billet de M. Richart, Médecin, Inſpecteur
des Hôpitaux Militaires, qui connoiſſoit
la compoſition de ces Eaux, & leurs bons
effets.*

« M. Richard a l'honneur de ſouhaiter bien
» le bon jour à M. d'Acher, & de le prier de
» lui envoyer quatre bouteilles d'Eau, pour quel-
» qu'un qui lui en a demandé ».

*Lettre de M. de Clermont, de Strasbourg
le 15 Juillet 1784, qui rend compte au ſieur
d'Acher des effets de ſes Eaux ſur différens
malades.*

« Monſieur, l'Elixir va toujours ſon train ;
» il a produit des effets merveilleux, & j'oſe
» même dire miraculeux ſur différentes per-
» ſonnes, notamment M. l'Abbé Dufrêne, gou-
» verneur de pluſieurs Princes Ruſſes, a été guéri

» fous la direction de M. la Chauffe, Médecin
» de l'Hôpital, d'une dartre qu'il avoit par tout
» le corps.

» Madame Cappe, femme de M. Cappe, Com-
» miffaire Ordonnateur des guerres, à Stras-
» bourg, avoit des gonflemens d'eftomac après
» le dîner, qui lui ôtoient la refpiration; M.
» Guerin, Médecin de l'Hôpital, lui a confeillé
» l'Elixir qui l'a remis dans fon état naturel.

» M. Randouin, entrepreneur des ouvrages
» du Roi, à Strasbourg, avoit l'eftomac derangé
» au point de rendre les alimens tels qu'il les
» avoit pris, immédiatement après le dîner. Par
» le confeil de M. Guerin, il a fait ufage de
» l'Elixir, & aujourd'hui il digere bien.

» Madame la Faye, femme du Garde-Magafin
» des ouvrages & domaines des Poftes, au Neuf-
» Brifac, étoit dans le même état que Madame
» Cappe; elle a été guérie par l'ufage de l'Elixir.

» M. Pafquay, Négociant de cette Ville, ne
» digeroit pas les légumes: par l'ufage de l'Elixir,
» il peut en manger de toutes efpèces, & les
» digere très-bien.

» Enfin, plufieurs perfonnes de ma connoif-
» fance, qui en ont fait ufage pour délabrement
» d'eftomac, m'en font les plus grands éloges,
» & vous pouvez vous flatter de faire des
» miracles. J'ai l'honneur d'être, &c.

Signé DE CLERMONT.

Madame de Saint-Simon, Sœur de la Charité, à
Bourges, m'avoit demandé des Eaux pour quelque
pauvre dartreux à qui elle prenoit intérêt; je

les lui envoye gratuitement : le bien qu'elles opérerent engagerent bien des perfonnes aifées de
fa connoiffance d'en faire ufage. Je lui en adreffai
une caiffe ; voici ce qu'elle me marque par fa
lettre du 24 Février 1784.

« Comme vos Eaux commencent à prendre
» vogue, par le bien confidérable qu'elles ont
» procuré aux perfonnes qui en ont fait ufage,
» je crois que, dans peu, elle fera bien plus
» confidérable ; c'eft pourquoi je vous prie,
» Monfieur, de m'en envoyer le plutôt poffible.
» Les perfonnes en trouvent d'abord le prix
» cher, ignorant le bien qu'elles font capables
» d'opérer ; mais quand elles en ont effayé, elles
» reviennent avec plaifir en chercher : ainfi je
» vous prie, Monfieur , de m'en envoyer le
» plutôt poffible, en demi-bouteille ; je crains
» qu'elles ne faffent attendre , les perfonnes qui
» en font ufage n'en ayant qu'une bouteille.
» J'attends cette grace de vous , &c.

» *Signé*, Sœur SIMON de Saint-Bruno,
de la Charité.

L'on voit par ces Lettres, que les Médecins
vraiement amis de l'humanité, & qui ne defirent
que la guérifon de leurs malades, fans aucun égard
à des préjugés qui fubjuguent la plupart des hommes, ne s'attachent qu'aux bons remedes, n'importe à qui en appartienne la découverte. Ce
n'eft pas d'ailleurs au remede lui-même que le
malade doit avoir l'obligation de fa guérifon ;
mais bien au véritable Médecin , par le choix
& l'application qu'il a fçu en faire ; ce n'eft pas,
au furplus, le titre qui fait le vrai Médecin ;

mais une longue expérience, & des obfervations conftantes fur le genre des maladies dont
l'humanité eft affligée, & ce n'eft qu'après un
nombre d'années d'un travail aflidu, qu'on acquiert
cette expérience.

XXIV.ᵉ OBSERVATION.

Mademoifelle de ...... avoit été mordue à un
doigt de la main, par un chien enragé; la playe
annonçoit tous les fymptômes du venin; cette
Demoifelle étoit d'une trifteffe des plus grandes
& très-abattue; elle faifoit ufage d'un remede
qu'un particulier de Verfailles ou des environs
donnoit pour cette maladie, mais qui étoit
d'un goût très-défagréable, & dont elle n'é-
prouvoit pas un grand foulagement. Sa trifteffe
& fon abattement augmentoient de jour en jour;
elle voyoit tout en noir; elle fe dégoûtoit de
ce remede, & étoit fur le point de le quitter.
Je lui confeillai de prendre de mes Eaux; comme
elle en avoit déja fait ufage, elle fe décida
facilement. Je lui compofai une bouteille avec
quatre cuillerées d'Elixir ftomachique fur une
pinte d'eau, qu'elle coupa avec le tiers de lait;
elle prenoit trois ou quatre verres de ce mélange,
le matin, avec un peu du fucre; un verre après
le dîner, deux autres verres dans l'après-midi
trois ou quatre heures après le repas, & un enfin
en fe couchant, femblable à ceux du matin, & qui
lui fervoit de fouper; je lui fis bien laver la
playe, qui étoit enflammée & couverte des petits
boutons tout-au-tour, avec la même Eau ftomachique, mitigée par un peu de lait; je lui
fis tenir des compreffes bien mouillées de ce

D üj

mélange un peu tiéde, qu'elle avoit foin d'humecter à mefure qu'elles féchoient. Deux ou trois
jours après l'ufage des ces Eaux, elle fentit re-
venir la gayeté, la playe n'étoit plus enflammée; ils'y établit une petite fuppuration; le mieux
qu'elle éprouvoit alors l'engagea à continuer;
ce mieux alla toujours en augmentant; cet abattement, & ce noir qu'elle avoit, fe diffipa entiérement; & cette morfure n'eût pas d'autre
fuite.

Qu'on ne penfe point que je veuille annoncer
par là mes Eaux comme fpécifique pour guérir,
ou prévenir la rage; peut-être que le chien
n'étoit pas véritablement enragé, quoiqu'on lui
reconnut quelque apparence de ce mal, & qu'on
l'ait tué; je fais cette Obfervation, afin que fi
l'on rencontroit des cas femblables, l'on puiffe,
à défaut d'autres remedes plus puiffans, tenter
celui-ci. Peut-être que des expériences réitérées
pourroient changer en certitude l'opinion de
l'efficacité de ces Eaux pour cette cruelle
maladie.

XXV.ᵉ OBSERVATION.

Madame de Caffini étoit affligée d'une toux
féche; fa refpiration étoit gênée, la poitrine
douloureufe, fon eftomac étoit entiérement dérangé; elle ne dormoit point, & elle éprouvoit
des coliques violentes. Après avoir bien fouf-
fert pendant cinq ou fix ans, & avoir employé,
fans fuccès, tous les remedes indiqués par les
Médecins, elle eut recours à moi. Je lui prefcrivis l'ufage de mes Eaux, compofées avec
deux cuillerées d'Elixir fur une pinte d'eau,

autant d'eau de fleur d'orange, que je lui fis couper avec moitie lait : elle prenoit tous les matins trois verres de ce mélange, & un après son dîné, coupé avec de l'eau & du sucre ; elle en mettoit également à ceux du matin. La malade fut agréablement surprise en voyant que son estomac, qui n'avoit pu supporter le lait, le digéroit parfaitement. Le seul usage de cette boisson lui procura, en peu de temps, une santé des plus heureuses.

XXVI.ᵉ OBSERVATION.

M. de Farges, Maréchal des Camps & Armées du Roi, fut délivré d'un rhume affreux, & d'une goutte remontée à l'estomac, par l'usage de mes Eaux.

XXVII.ᵉ OBSERVATION.

M. l'Abbé de Jean, qui étoit attaqué de la goutte aux extrémités inférieures, depuis très-long-temps, & qui en avoit des paroxismes très-longs & très-fréquens, est parvenu à en diminuer le nombre & la violence, par l'usage constant qu'il a fait de mes Eaux. Se trouvant bien, il a voulu essayer de les quitter, la goutte est revenue.

XXVIII.ᵉ OBSERVATION.

M. le Baron de Falkenein, Lieutenant Général, Commandant l'Armée de Minorque & de Gibraltar, se trouva à son retour en cette Ville, attaqué vivement de la goutte aux pieds, au point qu'il ne pouvoit supporter le drap de son lit ;

les bons effets qu'il avoit éprouvés, depuis
quelque temps, de l'ufage de mes Eaux, & fur-
tout pendant fon féjour à Minorque, & à Gibraltar, où il fut delivré par leur moyen de
bien d'incommodités, que la fatigue & la faifon
lui avoient occafionné, le déterminerent à m'envoyer prier d'aller au plutôt le voir; m'y étant
tranfporté, je le trouvai très-fouffrant. Je lui fis
auffi-tôt mettre fon pied dans un bain d'eau
tiède, dans lequel je joignis fur huit parties
d'eau, une de mon Eau deftinée pour les bains,
qui n'eft pas la même que l'Eau ftomachique: il
fentit une diminution fenfible de la douleur qu'il
éprouvoit; il refta une heure & demie environ
dans ce bain : je lui fis enfuite envelopper le
pied avec un linge en plufieurs doubles bien
mouillé de la même Eau, qui lui ôta l'inflammation dans le moment: il réitéra le même régime
pendant quatre ou cinq jours, & fut delivré de
fa goutte; il faifoit tous les jours ufage de l'Eau
ftomachique, coupée avec moitié lait.

XXIX.ᵉ OBSERVATION.

M. le Comte de Faudoas, d'un tempérament
fort bilieux, avoit l'eftomac très-dérangé ; il
fentoit du mal-aife & des courbatures par tout
le corps, & des douleurs rhumatifmales très-
aiguës. Ses digeftions étoient très-laborieufes :
mes Eaux, en rétabliffant fon eftomac, ont calmé
fes douleurs. Il prit auffi quelques bains de fumigation, avec deux cuillerées par pinte de l'Eau
deftinée pour les bains, qui lui procurerent des
tranfpirations confidérables.

XXX.ᵉ OBSERVATION.

M. Fromentin, ci-devant Intendant de Monseigneur le Prince de Condé, avoit un côté du corps perclus par une hemiplégie ; le bras droit, & fur-tout la jambe, étoient fort engourdis ; il fentoit une douleur violente à la plante des pieds ; fa jambe étoit enflée. Il a recouvré l'ufage de fes jambes par le feul fecours de mes Eaux, qu'il compofoit avec trois cuillerées d'Elixir fur une pinte d'eau, qu'il coupoit avec une infufion de fleur de mauve, ou de coquelicot, ou du lait par portions égales ; il en prenoit trois verres tous les matins, & un en fe couchant.

XXXI.ᵉ OBSERVATION.

M. le Noir, Tréforier des Dons & Aumônes du Roi, étoit attaqué, depuis plus d'un mois, par un catharre qui lui caufoit un feu extraordinaire à la poitrine & à l'eftomac, que rien ne pouvoit appaifer. Sa langue, & l'arriere-bouche, étoient enflammées & couvertes de petits boutons ; il fe plaignoit de grandes cuiffons dans ces parties & dans l'œfophage. Son eftomac étoit très-dérangé. Je le délivrai de tous ces accidens au moyen du lait coupé avec égale quantité de mon Eau, compofée avec deux cuillerées d'Elixir : il prenoit tous les matins trois verres de ce mélange, & un verre, coupé avec de l'eau ordinaire & du fucre, après fon dîné ; il les continue depuis ce temps, avec fuccès ; mais en moindre quantité.

XXXII.e Observation.

M. de la Roche, Chevalier de Saint-Louis, avoit l'eſtomac fort dérangé, le genre nerveux très-irritable, & il étoit ſujet à des mouvemens ſpaſmodiques très-incommodes. Ses ſelles étoient très - abondantes, très - bilieuſes, & accompagnées d'ardeurs dans les inteſtins. Il a fait uſage de mon Eau, compoſée avec deux cuillerées d'Elixir ſur une pinte d'eau, autant d'eau de fleur d'orange, mêlée avec égale quantité d'une infuſion de fleur de tilleul, quelquefois avec du lait ; & quoique ſa ſanté ſoit rétablie, il la continue, depuis près de deux ans, avec du lait.

XXXIII.e Observation.

Le fils de M. Deſirat, Conſeiller au Grand-Conſeil, âgé de ſept ans, étoit attaqué d'une fiévre continue, avec redoublemens ; il étoit, ſans ceſſe, agité, & il ſouffroit continuellement, jettant des hauts cris, ne dormant ni nuit ni jour. Sa langue & ſa bouche étoient noires, ſon corps étoit ſi fort contraſté, en tous ſens, que ſes genoux étoient, pour ainſi dire, collés à ſon menton, & les muſcles du bas - vente étoient attachés à l'épine du dos. Les urines & les ſelles étoient, preſque, totalement ſupprimées. Il étoit devenu imbécille, par la trop grande ſouffrance ; MM. Lory & Fumé, ſuivant cette maladie, eſſayerent, inutilement, tous leurs remèdes. M. Lory, le croyant perdu, l'abandonna ; M. Bouvard fut appellé à ſa place ; &, dans leurs conſultations, ils préſumèrent que c'étoit une petite vérole rentrée, & ils défefpérèrent entièrement du malade. Ce fut alors que je fus appellé. J'effayai l'ufage de mon Eau, que je ne lui fis donner qu'à raifon de demi-cuillerée d'Elixir par pinte d'eau ordinaire, & un peu de fucre. J'ordonnai à la garde de lui en faire boire autant qu'elle pourroit. Il en but, dans la nuit, deux bouteilles de pinte; les douleurs & la fièvre s'appaisèrent. Il repofa environ deux heures. Je lui fis continuer cette Eau; les urines & les felles commencèrent d'aller. Le jour fuivant, la garde l'ayant mis fur un fauteuil, il y repofa neuf heures de fuite. Il but, le refte du jour une bouteille de mon Eau, mêlée avec une infufion de citronnelle, & une dans la nuit. Il dormit fix heures; & ayant continué, dans quatre jours, il fut hors de danger, & en très-peu de temps, il fut parfaitement rétabli. Tous ces maux étoient occafionnés par une humeur repercutée, dont le caractère avoit été inconnu aux perfonnes de l'art; ces Eaux fuppléèrent au défaut de connoiffance, l'attaquèrent & la détruifirent.

XXXIVe Observation.

Le fils de Madame Serés, âgé de trois ans, qui avoit refté dans la même Penfion, avec le malade ci-deffus, fut attaqué de la même maladie, & abandonné des Médecins Je fus le voir, aux prières de fa mere, les mêmes fecours lui rendirent la fanté.

Un autre fils du fieur Defirat, âgé de trois ans, attaqué d'une jauniffe, & qui avoit effayé de tous les remèdes, en fut entièrement délivé, par mon Eau eftomachique.

XXXV.ᵉ OBSERVATION.

L'efficacité des Eaux du fieur d'Acher, non feulement pour les dartres, mais encore pour la fiévre putride & maligne, & pour la dyſſenterie, étant parvenue juſqu'au Miniſtre de la Marine, dans un temps où l'eſcadre de Breſt étoit victime de cette maladie, contre laquelle toute la Médecine employoit vainement toutes ſes reſſources ordinaires; il chargea le fieur d'Acher, le 23 Novembre 1770, d'y porter de nouveaux ſecours, & il écrivit à M. Poiſſonnier, Inſpecteur des Hôpitaux, déjà inſtruit de la compoſition de ces Eaux, de lui confier une trentaine de malades, qu'il traiteroit ſous ſes yeux, & ſous ceux des Médecins de l'eſcadre.

Lors de l'arrivée du fieur d'Acher à Breſt, il demanda trente malades ſortant des vaiſſeaux, & qui n'euſſent point été drogués, les Médecins s'y refuſèrent; & lui en offrirent trente du nombre de ceux qui ne laiſſoient plus aucun eſpoir; en ajoutant que tous ceux qui en échapperoient, lui devroient la vie. Le fieur d'Acher accepta ce parti, ſoutenu par l'eſpoir d'en ſauver au moins quelques-uns; & on promit de les lui confier le lendemain : mais on inſinua ſans doute à M. l'Intendant de la Marine, qui avoit d'abord paru approuver cet eſſai, de s'y oppoſer, ſous prétexte que le fieur d'Acher *n'étoit pas Médecin*, comme ſi ce titre faiſoit le Docteur. *Le vrai Médecin, eſt celui qui a l'art de guérir.* L'offre faite au fieur d'Acher n'eût pas lieu.

Trois jours après ce refus, M. Bruſlé, un des Médecins de l'eſcadre, offrit au fieur d'Acher de

voir un Officier, attaqué d'une fiévre putride &
maligne, qui étoit à fon dixieme jour, & qu'il
avoit abandonné. Le fieur d'Acher s'y rendit avec
le Médecin; il trouva un homme mourant, qui
avoit le râle, les yeux éteints, la langue & la
bouche noires, le ventre enflé & tendu, les jambes
& les cuiffes également entlées, toutes les fonctions fupprimées, & il obferva au fieur Bruflé,
qu'il n'avoit pas le don de reffufciter les morts.
Ce Médecin dit au fieur d'Acher, que ce feroit
ainfi qu'on les lui donneroit à l'Hôpital; qu'on ne
pourroit, au furplus, lui rien imputer, & que plus
le mal étoit grand, plus la cure feroit merveilleufe.
Le fieur d'Acher fe décida enfin à l'entreprendre;
il fit boire au moribond une once & demie d'Elixir
dans une caraffe de limonade, contenant une pinte
& demie, ou trois livres d'eau, & recommanda à
la garde, dès que la bouteille feroit finie, d'en
aller chercher une autre, & d'y mettre la même
dofe d'Elixir : le fieur d'Acher ayant laiffé la
bouteille au fieur Bruflé, pour la lui faire adminiftrer. La garde ne lui épargna point en effet
cette boiffon, & lui en fit prendre pendant la nuit
environ trois pintes, qui lui procurèrent une fueur
abondante, & qui rétablirent le cours des urines
fupprimées. Le fieur d'Acher fe rendit le lendemain chez le malade avec le Médecin, qui trouva
la fiévre diminuée, & le malade plus tranquille.
Il lui fit donner le lavement purgatif N.º 1,
qui opéra tout l'effet qu'on pouvoit défirer, &
en quatre jours le malade, en fuivant le même
régime, fut hors d'affaires, & fe leva. D'après
cette épreuve, dont ledit fieur Bruflé rendit
compte avec étonnement à M. Poiffonnier, il fut

décidé qu'on donneroit de ces Eaux aux malades des Hôpitaux , & le fieur d'Acher fut invité d'en préparer une grande quantité ; ce qu'ayant fait, il fut appellé à une affemblée des Médecins de l'Efcadre, pour s'expliquer fur la maniere d'adminiftrer fes Eaux. Il dit qu'il fuffifoit de mettre une once d'Elixir par pinte de tifane, & de recommander aux infirmiers, d'en faire boire aux malades le plus qu'ils pourroient : fur quoi, un des Docteurs dit, qu'avec un pareil traitement, le Roi n'avoit pas befoin de fes Médecins. Le fieur d'Acher répondit modeftement, que c'étoit ainfi qu'il guériffoit, & fe retira.

Il fut voir le lendemain **M.** Poiffonnier, qui lui témoigna de la peine de ce qui s'étoit paffé ; en ajoutant qu'on ne pouvoit pas faire toujours le bien qu'on défiroit ; il le pria d'en envoyer plufieurs bouteilles à l'apothicairerie ; ce que le fieur d'Acher exécuta, fans en avoir jamais reçu le prix, & fans favoir fi les Médecins les ont employées.

Le Médecin de l'Efcadre Efpagnole, qui étoit auffi à Breft, fachant que l'expérience l'emportoit fur tous les raifonnemens, en fit l'épreuve, qui fut fuivie d'un heureux fuccès, & tira d'affaire tous fes malades par l'ufage des Eaux ftomachiques : en effet, il employa plus de mille bouteilles, & il écrivit au fieur d'Acher fur les avantages qu'il tiroit de fes Eaux. Le fieur d'Acher a confié plufieurs de ces lettres à **M.** Tourette, l'un des Commiffaires nommés par la Société Royale ; ainfi il ne peut être démenti fur aucun des faits par lui avancés. Avant fon départ de Breft, il eût encore la fatisfaction de voir plufieurs cures opérées par l'ufage de fes Eaux , dont plufieurs Officiers de

Marine s'étoient pourvus, fans que le fieur d'Acher voulut recevoir le prix, tant pour eux que pour leurs confreres malades, qui ont été guéris; en forte que fa miffion ordonnée par le gouvernement, ne fut pas, à beaucoup près, infructueufe aux malades guéris gratuitement. Le fieur d'Acher par fes lettres des 4, 10, 15 & 28 Octobre 1779, a fait part au Miniftre de tout ce qui s'étoit paffé rélativement à fa miffion.

Après des cures de cette efpece, & une infinité d'autres dans les cas les plus défefperés faites fous les yeux des Médecins eux - mêmes, le fieur d'Acher devoit compter fur le renouvellement du Brevet que le Roi lui avoit accordé, & l'approbation la plus expreffe de la Société Royale, à qui il avoit dévoilé le fecret de fa compofition, ainfi qu'à M. Poiffonnier; démarche honnête, qui le juftifie de charlatanifme; mais ce n'a été, au contraire, que de ce moment qu'il a effuyé toutes fortes de tracafferies de certains Membres qui compofent cette Compagnie.

XXXVI.ᵉ OBSERVATION.

Madame de la Biche, mere de M. de la Biche, Directeur général des vivres des Troupes de terre, étoit attaquée de la dyffenterie, & fe trouvoit réduite dans l'état le plus fâcheux. Je fus prié de la voir. Je lui fis prendre de fuite un gobelet de l'Eau ftomachique, compofée avec trois cuillerées d'Eau & deux de fleur d'Orange, dans laquelle je fis diffoudre un gros de gomme arabique; j'y mis aurant de lait & un peu de fucre. Je lui fis prendre ce mélange auffi chaud qu'elle put le fupporter; un moment après fes douleurs de coliques diminuèrent. L'on réitéra la même dofe, & quelques lavemens avec de l'eau bouillie avec du fon & moitié lait, & dans quatre jours elle fut entièrement rétablie.

Copie d'une Lettre de M. l'Abbé de la Biche, écrite à ce fujet, de Breft le 20 Octobre 1779.

« Je m'étois propofé, Monfieur, d'avoir l'honneur de vous voir aujourd'hui, pour vous remercier des foins obligeans que vous avez bien voulu prendre de ma mère, & de l'effet que votre Elixir a produit fur elle & fur moi. Mais des affaires effentielles, jointes à la difficulté que j'ai de marcher, m'empêchent d'en trouver le moment. Agréez, je vous fupplie, mes excufes.

» Nous nous trouvons, ma mère & moi, on ne peut mieux de votre Elixir. Les tranchées & foibleffes d'eftomac de ma mère font abfolument évanouies, le feu qu'elle reffentoit eft éteint ; à la réferve de la féchereffe à la bouche qui fe fait encore fentir par momens, elle a recouvré la fanté.

» Quant à moi, mon eftomac, qui étoit abfolument inhabile à la digeftion, me caufe moins de douleurs. Je mange avec plus de plaifir. Votre Elixir m'a occafionné des vomiffemens qui m'ont ôté un poids confidérable, & ma refpiration eft plus libre.

» J'accepte avec reconnoiffance l'offre que m'avez faite d'une bouteille de votre Elixir, que je vous prie de remettre au porteur. Agréez les vœux que je fais pour votre voyage, que je defire être des plus heureux,

» &

» & mes regrets sincères de votre trop prompt
» départ ; l'humanité y perd trop, pour qu'un
» bon François n'y soit pas sensible. J'ai l'hon-
» neur d'être, &c.

Signé L'Abbé DE LA BICHE.

XXXVII.ᵉ OBSERVATION.

La Domestique de M. Duplanti, où je logeois, se trouva attaquée de cette même maladie ; elle avoit une fièvre des plus fortes. M. Duplanti vint m'avertir comme j'allois me coucher. Je lui préparai de suite une bouteille d'Eau stomachique, avec une cuillerée & demie d'Elixir sur une pinte d'eau ; je lui en fis prendre deux grands gobelets à peu de distance l'un de l'autre, & lui recommandai de boire le restant pendant la nuit. Les deux premiers gobelets calmèrent ses douleurs ; elle continua de boire le restant, qui lui procura une sueur très-abondante. Le lendemain elle se trouva sans fièvre & sans colique ; elle continua la même boisson pendant la journée, ce qui la rétablit entièrement.

XXXVIII.ᵉ OBSERVATION.

Mademoiselle Rivet étoit attaquée d'une fièvre maligne ; elle étoit hors d'espoir, elle vomissoit de suite le peu de bouillon qu'on lui donnoit. Le dévoyement survint, on le regarda comme le symptome d'une mort prochaine ; elle étoit dans cet état quand un de mes amis, qui étoit fort attaché à cette demoiselle, me pria d'aller la voir, & prit en attendant deux bouteilles de mes Eaux, dont il lui fit faire usage tout de suite,

compofées avec trois cuillerées d'Elixir, qu'elle
coupa avec de l'eau & du fucre. Je m'y rendis fur
le foir ; elle me dit qu'elle fe trouvoit un peu
mieux, & qu'elle n'avoit point rendu le bouillon.
Je lui fis continuer mes Eaux avec de l'eau
d'orge; le fuccès furpaffa mon attente : elle fut
hors de danger en quatre jours, & en moins de
dix elle recouvra la fanté.

XXXIX.ᶜ OBSERVATION.

Le ficur Roger, au grand Commun, à Verfailles, étoit attaqué d'une fiévre maligne ; il
crachoit le fang, & le rendoit par le nez; il éprouvoit une douleur de côté, une oppreffion des
plus fortes, & un mal de tête des plus violens ;
on défefpéroit même de lui. On lui avoit adminiftré les Sacremens ; il m'envoya un exprès,
qui arriva à minuit chez moi, pour me prier de
me rendre au plutôt auprès de lui; ne pouvant
m'y rendre à cette heure-là, je lui envoyai par
l'exprès une bouteille d'Elixir ftomachique, en
recommandant au commiffionnaire de faire faire,
à fon arrivée, de l'eau d'orge, d'y faire bouillir
deux onces de miel fur une pinte, & de couper
cette tifane avec moitié de mon Eau, compofée
de quatre cuillerées d'Elixir fur une pinte, & de
lui en faire boire. Au deuxieme verre, fa refpiration fut plus aifée, fa douleur de côté diminua, le crachement de fang ceffa; au troi-
fieme verre, il éprouva une fueur des plus
abondantes, qui calma fa fiévre. Arrivant chez lui,
à midi, je le trouvai très-bien ; je lui fis prendre, le foir, le lavement purgatif N.° 1 ; le jour
fuivant, la purgation N.° 4. Deux jours après,

il lui furvint une éruption fi confidérable, que
tout fon corps fut couvert des petits boutons,
qui lui occafionnoient une démangeaifon des plus
violentes, & firent difparoître toutes les incommodités qu'il fouffroit dans l'intérieur, qui n'a-
voient été occafionnées que par une tranfpiration fupprimée, & une humeur dartreufe repercutée. Il étoit refté, me dit-il, prefque toute
la journée à la cave pour mettre du vin en
bouteilles. Il fentoit de temps en temps quelque
petit friffon, auquel il ne fit pas d'abord attention ;
ce friffon augmenta fur le foir, & le força de
fe retirer ; le lendemain il fe trouva dans l'état
ci-deffus, ne laiffant plus d'efpoir. En fuivant la
méthode ufitée en pareil cas, tout paroiffoit in-
diquer les faignées, & autres remédes, qui vrai-
femblablement auroient accéléré la mort du malade. Les Eaux, en attaquant le vice, & portant
à la peau toute l'humeur qui occafionnoit tout
le mal, ont rendu au malade la vie, & la fanté :
il continua l'ufage des Eaux, pour détruire l'humeur dartreufe. Je place ci-après d'autres Obfervations dans ce même genre.

XL.ᵉ OBSERVATION.

M. l'Abbé Arnaud, de Sens, étoit attaqué
depuis un an d'une fiévre quarte : le quinquina,
& autres fébrifuges qu'on eft d'ufage d'adminiftrer en pareil cas, n'avoient point attaqué
fon mal, même avoient fatigué les fonctions de
fon eftomac. Il fe détermina à venir dans cette
Capitale, dans l'efpoir d'y trouver plus de
fecours. Il confulta les Médecins les plus célébres,

qui lui ordonnèrent des remédes qu'il mit en usage, mais en vain ; il étoit d'une foiblesse des plus grandes, son teint jaune, rempli d'obstructions, son estomac ne faisant plus aucune fonction. Une personne de ses connoissances, que j'avois guérie de fiévre tierce, l'engagea à s'adresser à moi ; je lui fis suivre le même traitement que j'administre dans ces sortes des maladies ; le second accès fut moindre, le troisieme varia un peu, au cinquieme la fiévre changea, & devint tierce, ce qui me donna un espoir de guérison ; il se fit dans la nuit une éruption si forte, que le matin il s'apperçut que ses jambes & ses cuisses étoient couvertes de dartres : il m'écrivit aussi-tôt pour m'en faire part, & me marquoit que son état étoit empiré & qu'il préféroit la fiévre à cette maladie affreuse. Je fus le voir, & l'assurai qu'il n'auroit plus de fiévre, & que je guérirois ses dartres. En effet, de ce moment là, il n'eut plus de fiévre. Je lui demandai s'il n'avoit jamais eu de dartres ; il me dit qu'il en avoit eu ; qu'un Chirurgien, avec une pommade, lui avoit fait passer dans peu de jours ; que deux à trois mois après, la fiévre le prit & ne le quitta plus. Il continua l'usage de mes Eaux ; &, en suivant le régime indiqué pour les dartres, je le délivrai de l'une & de l'autre maladie.

L'on voit encore par cette Observation que la cause de la maladie avoit échappé aux Médecins les plus éclairés ; le malade, sans doute, s'étoit mal expliqué ; tous les fébrifuges auroient conduit infailliblement le malade à la mort. Mes Eaux agissant intérieurement, ont trouvé, & attaqué la véritable cause ; elles en ont poussé le vice à la

peau, ont fauvé le malade, & lui ont rendu la
fanté, dont il étoit privé depuis long-temps.

XLI.ᵉ OBSERVATION.

Le valet-de-chambre de M. le Comte de Dorcy,
étoit attaqué depuis huit mois d'une fiévre tierce ;
fon maître, qui lui étoit fort attaché, le recommanda à fon Médecin, qui lui fit tous les remédes poffibles. Le malade n'éprouva pas d'a-
mendement ; les fonctions de l'eftomac étoient
attaqués au point que, fe trouvant hors d'état de
fervir, il fût obligé de quitter fon maître, qui
eut foin néanmoins de pourvoir à fon néceffaire.
Me trouvant un jour à dîner avec fon maître, il
me fit part de l'état de ce valet-de-chambre, qu'il
aimoit beaucoup ; je lui dis de me l'envoyer, &
que je le guérirois ; ce qu'il fit, quelque jours
après. Je lui adminiftrai mes Eaux, de la façon
accoutumée, avec la purgation analogue à la
maladie ; il n'eut pas le troifieme accès qu'il
attendoit ; il continua pendant un mois l'ufage des
Eaux, que je lui faifois couper avec une infufion
de fleur de mauve & de bouillon blanc : fon
eftomac & fa fanté fe rétablirent en peu de temps,
& le mirent à même de fe placer.

Je lui demandai s'il n'avoit pas eu des dartres ;
il me dit qu'il s'étoit apperçu de quelques boutons fur le corps, qui avoient difparu fans remédes. Une tranfpiration fupprimée peut bien avoir
occafionné tout ce défordre dans la machine,
auquel cas les remédes pour la fiévre n'avoient
aucun pouvoir. & ne faifoient au contraire qu'aggraver le mal.

XLII.ᵉ OBSERVATION.

M. Chavrier, Garde du Corps du Roi, avoit l'eſtomac entiérement délabré, un dévoyement, depuis vingt-deux mois, qu'on n'avoit pu arrêter ; il étoit dans le dernier degré de maraſme ; il avoit une fièvre continue ; ſa poitrine étoit tres-affeétée, le lait ne paſſoit pas ; il avoit, en outre, beaucoup de dartres, & il étoit abandonné des Médecins. Ce fut dans cet état que je l'entrepris. Je lui fis prendre de mon Eau ſtomachique, compoſée de deux cuillerées d'Elixir ſur une pinte d'eau, autant d'eau de fleur d'orange, que je lui fis couper avec moitié lait, qui paſſa très-bien. Le ſecond jour le dévoyement ceſſa ; peu-à-peu l'appétit revint ; dans moins de deux mois il fut entiérement rétabli, & à même de continuer ſon ſervice. Ses dartres diſparurent.

Tous les maux qu'il éprouvoit n'étoient occaſionnés que par l'humeur dartreuſe repercutée & qui s'étoit fixée ſur les parties nobles, & que tous les remédes adminiſtrés n'avoient pas attaqué.

XLIII.ᵉ OBSERVATION.

M. Randoin, Ingénieur du Roi, à Strasbourg, étoit ſujet à un vomiſſement continuel, & à des coliques, après avoir pris quelque nourriture : les Médecins les plus célébres qu'il avoit conſultés, lui avoient ordonné des remédes ; malgré cela ſon mal augmenta, & on lui conſeilla les Eaux de Spa, qui ne produiſirent rien. On lui conſeilla, l'année d'après, celles de Plombieres ; elles ne réuſſirent pas mieux. Un de ſes amis, qui s'étoit bien trouvé de l'uſage de mes Eaux, les lui conſeilla; il s'apperçut, dès le premier jour, d'un ſoulagement ſenſible ; ſon eſtomac fit mieux ſes fonctions, les vomiſſemens & les coliques ceſſèrent. Il en prenoit deux verres tous les matins; il avoit compoſé l'Eau avec deux cuillerées d'Elixir , & deux cuillerées de fleur d'orange ſur une pinte d'eau ; il coupoit l'Eau, ainſi compoſée , avec partie égale de lait , y mêlant un peu de ſucre; il prenoit encore , après ſon dîner, un verre, coupé avec de l'eau, au lieu de lait, ayant ſoin de ſe purger ſouvent avec le lavement N.º 1. Sa ſanté s'étoit entiérement rétablie, .& il y avoit ſix mois qu'il n'avoit éprouvé ni vomiſſement, ni colique. Des affaires preſſantes l'ayant attiré en cette ville, la fatigue du voyage, le froid durent, ſans doute, lui occaſionner une ſuppreſſion de tranſpiration; ce qui arriva, au point qu'à ſon arrivée, le vomiſſement & la colique le reprirent. Il m'envoya, ſans perdre de temps, prier de paſſer chez lui; quand j'arrivai, il avoit déjà vomi un grand pot de bile, & des glaires d'un verd tirant ſur le noir, & ſi épaiſſes & gluantes qu'elles s'attachoient au pot; il avoit un hocquet qui ne le quittoit pas, & des coliques très - violentes. J'avouerai que cette poſition étoit très-embarraſſante pour moi , ignorant quelle pouvoit en être la véritable cauſe; mais M. Randouin, Ingénieur du Roi, à Strasbourg, que je n'avois jamais vu, me mit bientôt à mon aiſe en me diſant qu'il étoit ſujet à cette maladie, que l'uſage de mes Eaux la lui avoit enlevée; j'en compoſai auſſi-tôt une bouteille avec deux cuillerées d'Elixir, ſur une pinte d'eau, autant d'eau de fleur d'orange ; je lui en fis prendre, avec du fucre deux verres à peu d'intervalle l'un de l'autre : le premier calma fes coliques, & le fecond fit ceffer le vomiffement : je lui fis prendre deux lavemens à l'eau ; je mis dans le premier une cuillerée d'Elixir ftomachique, ils produifirent un bon effet, & il paffa une nuit tranquille : le jour fuivant, je lui fis prendre les lavemens purgatifs N°. 1, & pour boiffon une infufion faite avec la fleur de mauve, & bouillon blanc, à laquelle il mettoit le tiers de l'Eau ftomachique : ces deux lavemens opérerent un bon effet ; il en prit deux autres le foir avec de l'eau, qui entraînèrent encore de la bile & des glaires ; il prit le foir un bouillon gras avec un peu de ris ; une heure après les vomiffemens & les coliques le reprirent. Il paffa une très-mauvaife nuit ; il m'envoya chercher dès le grand matin. Je lui fis prendre auffi-tôt des remédes à l'eau, en lui faifant boire de l'Eau ftomachique, & je lui interdis le bouillon gras ; j'y fubftituai un lait de poule, fait avec deux jaunes d'œufs, de l'eau chaude, bien mêlée enfemble, une cuillerée d'eau de fleur d'orange, & du fucre ; j'y fis joindre à chacun une demi-cuillerée à café d'Elixir. Il en prit trois dans la journée ; le lendemain je le purgeai avec les mêmes lavemens purgatifs N°. 1, en faifant joindre à la boiffon qu'il prenoit après le fecond lavement, demi-once fel de glauber, pour rendre le lavement plus actif ; il fe conduifit encore ce jour là comme la veille ; il paffa une nuit tranquille, & dans quatre jours, il fut entiérement delivré de fes vomiffemens & de fes coliques, dont il n'a plus eu de reſſentiment pendant deux mois qu'il a reſté en cette ville, obſervant de prendre tous les matins deux verres d'Eau ſtomachique avec du ſucre.

Toutes ces incommodités n'étoient occaſionnées que par une humeur âcre, qui s'étoit fixée à l'eſtomac, que mes Eaux ſeules purent détruire.

XLIV.ᵉ Observation.

Le ſieur Malard, valet-de-chambre de Monſieur Delaval, Maître de Danſe des Enfans de France, à la ſuite d'une indigeſtion très-forte qu'il eut en Octobre 1779, & qui prit ſon cours par les ſelles, eut un dévoyement qui le faiſoit aller à la garde-robe au moins quarante fois, tant de nuit que de jour, toujours avec des coliques violentes. M. Venard, Chirurgien de la maiſon, lui ordonna l'émétique & des médecines : le mal réſiſtant à ces remédes, le malade s'adreſſa à M. Borie, Médecin, qui le mit très-long-temps à la diette, & lui fit prendre cinq médecines, des bols de diaſcordium, & catolicum double, de l'épicacuanha, en grande quantité de l'eau de ris, du cachou pour boiſſon : tous ces remédes n'emportèrent point le mal. Il s'adreſſa à M. Petit, qui, après l'avoir bien viſité, & avoir reconnu qu'il n'y avoit pas d'engorgement au foie, & que ſa maladie ne provenoit que d'un délabrement d'eſtomac, lui ordonna des tiſanes de grande conſoude de fleur d'argentine, de racine de gentianne, dans une infuſion d'eau de boule de Mars, des bols de diaſcordium, de l'épicacuanha ; le mal réſiſta enfin : il lui ordonna les eaux de Vichy. M. Petit, voyant que tous ces remédes n'opéroient pas, conseilla au malade de n'en plus faire, lui faisant espérer, pour le consoler, que sa maladie passeroit avec le temps; mais les souffrances que le malade éprouvoit, lui faisoient tenter tous les moyens qu'il croyoit propres à guérir son mal. On lui conseilla les tisanes de chez la *Veroniere*, qui ne produisirent aucun effet: on l'adressa à M. Suton, Chirurgien Anglois, qui lui fit prendre la magnésie & de la rhubarbe infusée à froid, & d'un élixir de sa composition, des soupes de thé avec un peu d'eau-de-vie: tout fut malheureusement sans effet. Il fut trouver M. Mesmer, qui s'exerça sur lui pendant cinq mois, sans succès. On l'adressa à M. Debreft, Médecin de Montpellier, qui lui fit prendre des eaux de Chateldon, qu'il fut obligé de quitter, parce qu'elles ne passoient pas; il lui ordonna des tisanes sudorifiques, des bols de Sinognose, de l'essence de thé, des eaux de Passy, des vulnéraires Suisses, des bains, demi-bains, de vin de quinquina, de l'élixir stomacal; rien ne réussit. Enfin, après cinq ans de souffrances, & après avoir fait tous les remédes ci-dessus, une de ses connoissances me l'adressa. Je lui fis prendre de l'Eau stomachique, composée de trois cuillerées d'Élixir, sur une pinte d'eau, & deux cuillerées d'eau de fleur d'orange; je fis couper le tout avec une tisane faite avec une once de mie de pain, sur une pinte d'eau; il buvoit trois verres de ce mélange avec du sucre, un verre après le repas, & un le soir en se couchant. Le premier jour, ses coliques diminuèrent, & il ne fut que quatre à cinq fois à la selle; le troisieme jour, il prit les lavemens purgatif N.º 1, qui calmèrent fes coliques, & les réitéra tous les quatre jours, & tous les jours je lui en ordonnai avec des racines de fraifier ; en fuivant ce régime fimple, dans quinze jours, il fut hors d'affaires, & dans un mois, fa fanté, & fon embonpoint furent rétablis; il jouit depuis ce temps d'une bonne fanté. Quelle étoit la véritable caufe de fa maladie ? c'eft ce que j'ignore. Mon reméde a fuppléé au défaut de connoiffance ; fans jamais nuire, il attaque le vice ou humeur peccante dans quelque partie du corps qu'elle fe trouve & la détruit. Ce reméde doit donc être regardé comme bien précieux. Voici le certificat du malade, qu'il mit au bas du détail qu'il me fit de fa maladie, telle que je viens de la rendre.

« Je certifie, que quatre bouteilles d'Eau fto-
» machique de M. d'Acher, que j'ai prifes de la
» façon qu'il me l'avoit prefcrit, avec des lave-
» mens purgatifs & autres, m'ont entiérement
» rendu la fanté, dont j'étois privé depuis cinq
» ans, & que depuis quatre mois que je les ai
» quittées, je ne vais plus qu'une fois ou deux
» à la felle, fans douleur, & fans colique.

Signé MALARD.

XLV.ᵉ OBSERVATION.

M. Pelzat Deflondes, de Brives, éprouvoit depuis long-temps des maux d'eftomac des plus violens, fuivis de naufées & de vomiffemens prodigieux de glaires. Il éprouvoit des cour-batures infupportables & des douleurs par-tout le corps, avec une infomnie continuelle. Il étoit devenu d'une foibleffe extrême, fon teint étoit livide

& jaune ; dans cet état, il confulta les plus habiles Médecins, qui, d'après les confultations qu'il m'envoya, attribuoient fa maladie à quelque refte de virus ; on lui ordonna tous les remedes que l'on crut propres à le détruire, mais fans fuccès ; il alloit toujours de mal en pire ; il fe détermina à s'adreffer à moi. En me faifant part de fon état, ne me départant jamais de ce principe, que toutes les maladies qui affligent le corps humain, ne font occafionnées que par une humeur quelconque repercutée, ou par une fuite des digeftions vicieufes, & perfuadé qu'il n'y a pas de moyen plus affuré pour procurer au malade une prompte guérifon, que de commencer par rétablir les fonctions de fon eftomac, & évacuer l'humeur peccante ; je lui ordonnai de compofer l'Eau ftomachique avec trois cuillerées d'Élixir, deux d'eau de fleur d'orange fur une pinte de tifane faite avec deux feuilles de noyer ; je lui faifois prendre le matin un verre de cette liqueur, avec partie égale d'eau commune, & trois autres avec du lait, un verre après chaque repas avec de l'eau, & un verre en fe couchant, avec du lait : il en prenoit encore deux avec du lait dans la nuit pour fe procurer le fommeil calme. Je lui ordonnai en outre de fe purger tous les quatre à cinq jours avec le lavement purgatif N.° 1, & de prendre des bains, en faifant bouillir dans l'eau qui fervoit à les chauffer trente ou quarante feuilles de noyer ; enfin, de mettre dans chaque bain une bouteille d'Eau deftinée pour les bains : le même lui fervoit pour le matin à fept heures, & l'autre le foir à la même heure ; il buvoit pendant le bain deux ou trois verres

de l'Eau ſtomachique, coupée avec le lait; il y
reſtoit deux heures le matin & un heure & demie
le ſoir, ayant le ſoin de ſe coucher d'abord après
le bain pour entretenir la tranſpiration : il en prit
dix de ſuite, ſe purgeant avant & après.

Voici ce qu'il me marque par ſa lettre du 16
Septembre 1784.

« Pour remplir mes devoirs, & vous donner
» connoiſſance des effets qu'ont produits en moi
» vos Eaux ſtomachiques, je puis vous aſſurer que
» j'en éprouve les effets les plus heureux depuis
» un mois que j'en fais uſage : mon eſtomac va
» très-bien, & ne me produit plus ces nauſées,
» & cette quantité prodigieuſe des glaires que je
» rendois avant l'uſage de vos Eaux; j'ai même
» repris cet embonpoint, & cet air de fraîcheur
» que j'avois perdu depuis long-temps. Enfin, les
» effets rapides & merveilleux de vos Eaux ont
» ſurpaſſé toute mon attente.

» Après avoir eu recours à pluſieurs Médecins
» qui jouiſſent de la plus grande réputation, &
» avoir pendant plus d'un an continué leurs reme-
» des indiqués, je n'éprouvois aucun ſuccès.

» Mes douleurs vagues ne ſont point encore
» entièrement diſſipées; j'en éprouve de temps en
» temps quelques petits reſſentimens. Je vous
» prie vouloir bien me continuer vos ſoins ».

Je lui ordonnai encore quelques bains ſemblables
aux premiers, avec la tiſane N°. 5, dans laquelle
je lui faiſois mettre une cuillerée d'Elixir par pinte.
Voici ce qu'il me marque par ſa dernière lettre:

« Votre tiſane d'avoine m'a donné l'embonpoint
» & cet air de fraîcheur après lequel je ſoupirois
» depuis long-temps, ce qui fut cauſe qu'un

» Médecin me dit un de ces jours, que j'avois une
» figure qui faifoit l'éloge de celui qui s'occupoit
» de ma fanté, quoique, (dit-il) 'e n'aie pas
» l'honneur de le connoître. Je lui rends toute
» la juftice qui lui eft dûe.
    » J'ai l'honneur d'être, &c.

Signé PELZAT DESLONDES.

XLVIe OBSERVATION.

Mlle Morat, belle-fœur de M. Nicolet, Rece-
veur de Madame de Condé, au Chateau de Vatan,
qui me fut recommandée & adreffée par M. le Curé
de cette ville ; étoit très-malade ; âgée de 17 ans,
fon eftomac ne faifoit aucune fonction ; fes écou-
lemens périodiques n'avoient depuis long-lemps
paru. Elle éprouvoit depuis vingt-deux mois une
fiévre quarte des plus opiniâtres , & dont les accès
étoient des plus violens ; elle vomiffoit alors
beaucoup de bile ; elle avoit fait tous les remédes
prefcrits par les Médecins les plus habiles du
pays, mais fans fuccès. M. Nicolet pria M. Madoré , Curé de Vatan , de me confulter fur l'état de
cette maladie ; je lui fis couper l'Eau ftomachique,
compofée de deux cuillerées d'Elixir, avec moitié
d'une légère infufion de rhue ; au commencement
de l'accès du friffon, je la fis traiter comme pour la
fiévre tierce en lui faifant prendre pendant le friffon
une pinte de ce mêlange froid, & tiède pendant la
chaleur, ce qui lui procura des fueurs des plus
abondantes ; on la purgea le jour fuivant avec la
purgation N°. 4 ; on continua de même, jufqu'à
ce que les accès fuffent ceffés, ce qui fut dans
quinze jours. Voici ce que me marque, au fujet de

cette Demoiselle, M. le Curé de Vatan, qui a fait pendant quelque temps usage de mes Eaux, avec le plus grand succès, & les conseille à ses malades, qu'il a la complaisance de diriger conformément aux instructions que je lui donne :

« Mademoiselle Morat, belle - sœur de M.
» Nicolet, est parfaitement guérie ; les écoule-
» memens périodiques ont paru depuis quinze
» jours ; elle jouit de la meilleure santé, &
» part aujourd'hui pour le Couvent de Bourges ».

Voilà trois maladies bien caractérisées que l'usage de mes Eaux ont enlevé à la fois à cette demoiselle : elles ont commencé à rétablir l'esto-mac, ont procuré l'écoulement périodique, & ont enlevé, dans quinze jours, les fiévres quartes, sur lesquelles tous les remédes connus, & admi-nistrés par les meilleurs Médecins, n'avoient produit aucun effet. Quel est le reméde connu jusqu'à ce jour, & depuis que la médecine existe qui produise tous ces effets ?

A l'occasion d'une autre malade, on me marque ce qui suit :

« La jeune fille qui étoit si incommodée de la
» migraine, est tout-à-fait guérie ; elle bénit
» M. d'Acher. Si elle avoit le bonheur d'être
» riche, elle lui témoigneroit toute sa reconnois-
» sance ; elle prétend qu'un cœur fait comme le
» vôtre trouvera dans le bienfait sa récom-
» pense ».

XLVII.e OBSERVATION.

M. Michaut, Procureur au Châtelet, étant à

la campagne chez un ami, apperçut son jardinier qui faifoit brûler des plantes; il s'approcha; la flamme étoit belle & de plufieurs couleurs : il fe perfuada que la vapeur ne pouvoit en être que falutaire; il en reçut fur le vifage & aux mains. Le vifage & les mains devinrent dans le moment fi fort enflés, que les joues fe joignirent avec les paupieres, au point qu'il ne voyoit pas du tout; le tout étoit accompagné de cuiffons confidérables, fes jambes étoient auffi confidérablement enflées. Me trouvant chez lui à fon retour de la campagne, j'appliquai auffi-tôt fur fon vifage des linges imbibés de l'Eau ftomachique, compofée de quatre cuillerées par pinte d'Eau, avec laquelle je mélai le tiers de lait. Je fis la même chofe à fes mains & à fes jambes. Je lui fis prendre deux bains de vapeurs, compofés de quatre à cinq pintes d'eau bouillante, où l'on avoit mis une poignée de feuilles de mauve, & à laquelle je joignis, à raifon d'une bonne cuillerée par pinte, & au moment de faire recevoir la vapeur, de l'Eau deftinée pour les bains; peu à peu la grande chaleur qu'il reffentoit dans ces parties fe calma, l'enflûre diminua. Il fe forma des ampoules d'où fortoient une eau rouffe, très-mordante : avec ce régime, & de l'Eau ftomachique que je lui fis prendre intérieurement, compofée avec trois cuillerées d'Elixir, & coupée avec une infufion de fleurs de mauve, & bouillon blanc, les lavemens purgatifs N.º 1, & la tifane royale N.º 3, toutes les enflûres difparurent, & dans moins de quinze jours, fa fanté fe rétablit.

XLVIII.ᵉ

XLVIIIe

XLVIII.ᵉ OBSERVATION.

M. Aubert de Long-Champs, d'Avignon, avoit fon eſtomac entièrement dérangé, ne faifant plus fes fonctions, point d'appétit, la bile ne couloit pas, fon teint étoit jaune & livide : voici ce qu'il me marque par fa lettre du 3 Mars 1784.

« C'eſt en effet M. de Rouffiere qui m'a fait
» connoître vos Eaux ; il en eſt l'apôtre, & je
» le feconde. Je me trouve à merveille de l'ufage
» que j'en fais depuis près de deux mois ; mon
» eſtomac, qui étoit on ne peut pas plus pareſſeux,
» qu'il falloit ſtimuler par une médecine tous les
» quinze jours, fait fes fonctions à merveille ;
» le manque prefque total d'appétit a difparu ;
» je mange fort bien, & digere encore mieux,
» au point que mon teint, de pâle & livide qu'il
» étoit, a repris fa couleur naturelle, & mon
» embonpoint commence à reparoître. Je n'ai
» jamais eu befoin de lavemens, allant prefque
» tous les jours à la garde-robe : tous mes maux
» étoient la fuite d'une maladie violente que
» j'eus en Septembre dernier, qui me mit à
» deux doigts du tombeau, dans laquelle mon
» eſtomac & mes entrailles ne faifoient plus de
» fonctions, & de laquelle je ne pouvois me
» remettre. Vos Eaux ont opéré ma guérifon.
» Recevez les témoignages de ma plus vive
» reconnoiffance, & des fentimens avec lefquels
» j'ai l'honneur d'être, &c. »

Signé Aubert DE LONG-CHAMPS.

F

XLIX.ᵉ OBSERVATION.

M. de Saint-Jean éprouva, à la suite d'un rhume des plus opiniâtres, dont l'humeur s'étoit fixée à la poitrine, une toux & une extinction de voix telle qu'à peine pouvoit-il se faire entendre : cette toux lui survint, par une fraîcheur ressentie dans un voyage ; elle étoit sèche & continuelle, sa respiration fort gênée, ses crachats fort suspects, au point que les Médecins désespéroient de lui. Il s'adressa à moi pour derniere ressource ; je lui fis faire usage, pendant douze à quinze jours, du remède N.º 6, & lui ordonnai de mettre dans chaque gobelet une cuillerée à café d'Elixir stomachique : dans peu des jours, les maux qu'il éprouvoit à la poitrine se calmèrent ; il cracha avec plus d'aisance, sa respiration fut moins gênée, & son extinction de voix disparut ; je le fis purger avec trois onces de manne, dissoute dans deux verres de lait froid, le tout passé par un linge & bien exprimé, qu'il prit à une heure d'intervalle l'un de l'autre. Cette médecine lui procura un très-bon effet ; je le mis ensuite à l'usage de la tisane pectorale N.º 5, dans laquelle il mettoit deux cuillerées d'Elixir stomachique ; & dans deux mois, tous les maux de poitrine disparurent ; son estomac, qui étoit très-derangé, fit ses fonctions, & il recouvra la santé, dont il étoit privé depuis long-temps. Il continua l'usage des Eaux pendant quelque temps pour achever de se rétablir.

L.ᵉ OBSERVATION.

Madame Drué, dont j'avois guéri le fils d'une dartre crouteufe qui lui occupoit tout le vifage, eût elle-même, quelque temps après, comme une efpèce de dartre fuppurante, qui s'étendoit depuis la tete jufqu'aux épaules, & dont il fortoit des poux qui lui couvroient toutes ces parties; elle eut recours à moi. Je lui fis prendre intérieurement de mes Eaux ftomachiques compofées de trois cuillerées d'Elixir fur une pinte d'eau, & du lait; je lui fis frotter, le matin & le foir, toutes les parties affligées, avec la pommade deftinée aux dartres. Je la fis purger fouvent avec la purgation N.° 2 : dans trois femaines ou un mois, elle fut entiérement délivrée de l'efpèce de dartre & des poux; elle jouit depuis ce temps d'une bonne fanté. Je donnai de la meme pommade à un jeune homme à qui il furvint, à la fuite d'une maladie, des petites ampoules aux aînes, dont il fortoit auffi beaucoup de poux; le même traitement le guérit.

LI.ᵉ OBSERVATION.

M. D.*** avoit depuis quelque temps une perte de femence involontaire, qui l'avoit beaucoup maigri; il étoit devenu très-foible; tous les remedes qu'on lui avoit adminiftrés, avoient été fans fuccès. Il vint me confulter, je lui confeillai de faire ufage de mes Eaux, compofées de trois cuillerées d'Elixir fur une pinte d'eau, que l'on coupoit enfuite avec partie égale d'une infufion de feuilles de ruë; il en prenoit tous les matins trois verres, & un le foir, avec du fucre dans chacun; dans huit à dix jours, il fut délivré de cette incommodité, fes forces revinrent; je les lui fis couper enfuite avec de l'eau d'orge, & le tiers de lait. Sa fanté fe rétablit, & eft des plus parfaite depuis ce temps.

LII.ᵉ Observation.

M. de Pernon étoit depuis long-temps dans une fituation des plus facheufes. Le mauvais état de fon eftomac étoit au point qu'il ne pouvoit plus digérer ; il avoit un dégoût infurmontable pour tous les alimens, un abattement total des forces & une maigreur extrême. Les felles & toutes les autres évacuations étoient prefqu'entièrement fupprimées. Le malade étoit fouvent tourmenté par des coliques & par des vents très-incommodes. Un Médecin confulté fur fon état, caractérifa la maladie de racorniffement de tous les folides membraneux, & de défauts de foupleffe des vifcères parenchimateux.

De-là, ce Médecin inféroit que les fluides devoient être néceffairement ralentis, conféquemment épaiffis. D'après ce jugement, il fe préfentoit naturellement deux indications, dont la première confiftoit à rendre aux folides la foupleffe ; & la feconde, à rendre aux liqueurs la fluidité qui leur manquoit.

Ce Médecin, qui avoit éprouvé plufieurs fois les effets falutaires de mon Eau ftomachique, la jugea propre à remplir, au moins en grande partie, cette double indication. Il en prefcrivit l'ufage, & la fit d'abord prendre mêlée avec deux tiers d'eau de la Seine, compofée avec deux cuillerées d'Elixir : la dofe, pen dant les huit premiers jours, étoit de fept à huit verres dégourdis, pris dans la matinée ; il la donna enfuite, affociée avec le petit-lait, le fuc de cerfeuil, & la décoction de racines de patience. Après avoir donné un léger purgatif, il fubftitua le lait d'âneffe au petit-lait. Il le fit d'abord couper avec mon Eau, & la décoction de racines de patience, & enfuite il le lui donna pur. Ce remède fimple, l'ufage de mon Eau, & un bon régime, ont parfaitement guéri une maladie qu'on croyoit incurable.

LIII.ᵉ OBSERVATION.

M. l'Abbé de Chabannes, Comte de Lyon, Aumônier ordinaire de Monfeigneur le Comte d'Artois, étoit attaqué d'une maladie des plus graves. Son eftomac étoit entiérement dérangé; il fouffroit des coliques violentes, il urinoit très-peu, & avoit des douleurs atroces. Ses urines dépofoient un fédiment morveux ou purulent ; il ne pouvoit fupporter le mouvement de la voiture.

M. Tronchin le traitoit depuis dix-huit mois fans aucun fuccès ; le mal avoit empiré par les remèdes chauds qu'il lui faifoit prendre.

M. l'Archevêque d'Embrun lui confeilla d'avoir recours à moi. Ayant été le voir, le lui ordonnai le lait coupé avec mes Eaux, & je fubftituai des remèdes doux & rafraîchiffans à ceux qu'il prenoit.

Comme il alloit prendre le premier verre de mon Eau, il lui furvint une colique très-violente,

& il prit, au lieu de l'Eau, des pilules que M.
Tronchin lui avoit ordonnées ; la colique augmenta, ce qui lui fit reconnoître que ces pilules
étoient contraires. M. Tronchin, arrivé dans ce
moment, convint que les pilules étoient nuifibles, ainfi que les remèdes chauds ; il ordonna du
lait coupé avec de l'eau de chaux. Il attribua cette
maladie à une irritation inflammatoire des parties
génitales, internes & externes, qui s'étendoit
jufqu'au péritoire & à la veffie ; irritation produite,
felon les apparences, par une humeur fcrophuleufe.
Cependant le délabrement de l'eftomac étoit fi
grand, que le malade ne pouvoit pas abfolument
digérer le laitage ; des rapports acides, le dévoyement, les envies de vomir, tout annonçoit que
le lait ne paffoit pas, malgré l'eau de chaux & les
terres abforbantes qu'on employa tour-à-tour.
La maladie empiroit de jour en jour ; la reten-
tion d'urine, les douleurs atroces que le malade
éprouvoit en urinant, & les autres fymptomes,
faifoient craindre la fuppuration, & même la
gangrene des parties enflammées. Je fus confulté
de nouveau. Je penfai que le régime prefcrit par
M. Tronchin, qui étoit le même que j'avois
confeillé, pouvoit tenir lieu de tout remède, &
qu'il ne s'agiffoit que de trouver un moyen de
faire paffer le lait. Comme mon Eau ftomachique
poffède éminemment cette propriété, je la compofai avec trois cuillerées d'Elixir fur une pinte
d'eau, & la fis affocier avec moitié lait. Elle
produifit l'effet que j'en attendois ; le lait paffa
très-bien, & fon ufage continué, feconda parfaitement les efpérances que M. Tronchin en avoit

conçues. Après que la violence de l'irritation fut appaifée, j'achevai la guérifon, en rétabliffant l'eftomac, au moyen de la même Eau, mélée avec de l'eau commune, dont je faifois boire au malade, une pinte par jour, jufqu'à guérifon.

LIV.ᵉ OBSERVATION.

Madame la Marquife de Lefville, âgée de foixante ans, étoit depuis trente attaquée d'un afthme, avec des quintes très-violentes; M. le Marquis de Lefville, qui faifoit ufage de mes Eaux à la campagne, l'engagea d'en prendre auffi; elle en prit deux verres tous les matins, compofées avec deux cuillerées à bouche d'Elixir, fur une pinte d'eau, qu'elle coupoit avec partie égale de lait. Le bien qu'elle en éprouva d'abord, l'engagea à les continuer : pendant cinq à fix mois qu'elle refta à la campagne, cet ufage continué la guérit parfaitement; à fon arrivée, elle n'eut rien de plus preffé que de venir m'annoncer la guérifon de fon afthme, & la nouvelle vertu qu'elle avoit reconnue à mes Eaux.

J'obferve que, pour cette maladie, il faut les prendre légères, à la même dofe de deux cuillerées par pinte d'eau, & deux verres le matin fuffifent; il ne faut pas en prendre davantage. Avoir foin de fe purger fouvent, avec les lavemens pargatifs N.° 1, ou autre médecine trèsdouce & analogue à la maladie.

LV.ᵉ OBSERVATION.

M. de Saint-Ciran, Auditeur de la Chambre des Comtes de Paris, avoit l'eftomac dérangé &

beaucoup d'obftructions ; fon ventre étoit fort gros, & fort dur ; il s'adreffa à moi. Je lui fis prendre, pendant trois jours de fuite, la tifane Royale N.° 3 ; elle lui fit tout le bien poffible ; il fe mit enfuite à l'ufage de mes Eaux, compofées avec trois cuillerées à bouche d'Elixir fur une pinte de limonade, qu'il coupa enfuite avec partie égale d'eau, & un peu de fucre ; il en prenoit trois verres tous les matins, & un après fon dîné. Bientôt fes digeftions fe rétablirent, les engorgemens fe diffipèrent, & fon ventre devint à fon état naturel, en obfervant de réitérer tous les douze à quinze jours la tifane Royale : il jouit depuis de la meilleure fanté.

LVI.ᵉ OBSERVATION.

Un de mes enfans, qui fert dans les Gardes-du-Corps du Roi d'Efpagne, étant à la fuite du Roi, le cheval fe cabra, lui donna un coup de tête fur la poitrine, fi fort qu'il refta trois jours fans connoiffance ; l'arçon de la felle lui bleffa en outre un des tefticules. Malgré tous les remedes le mieux appropriés, le tefticule devint fort gros, dur & fquirrheux, au point qu'il étoit obligé de porter un fufpenfoir ; fa poitrine refta toujours affectée, & la moindre courfe lui occafionnoit un crachement de fang ; il éprouvoit des douleurs confidérables dans tous fes membres, & fur-tout la nuit : les Médecins lui foupçonnerent un vice dans le fang, & fe décidèrent à le faire paffer par les grands remédes, qui rendirent fon éta-encore pire. Ne pouvant plus continuer fon fert vice, je me décidai à le faire venir auprès de moi, dans cette Capitale, comptant d'y trouver plus de reſſources pour ſa ſanté.

A ſon arrivée, je le fis voir au pere Potentien, qui trouva ſon teſticule ſquirrheux ; il lui ordonna un topique fondant, qui ne produiſit point d'effet : il fut voir pluſieurs Chirurgiens, qui étoient portés pour l'opération ; mon fils ne voulut pas s'y réſoudre : on eſſaya de lui faire des cataplâmes avec les quatre farines réſolutives, qui ne produiſoit aucun effet ; j'eſſayai de les faire avec l'Eau ſtomachique, compoſée de quatre bonnes cuillerées d'Elixir par pinte, que j'avois ſoin de renouveller matin & ſoir, & ſouvent trois fois par jour ; les douleurs qu'il éprouvoit à cette partie diminuèrent, & ſon teſticule commença de ramollir. Le pere Potentien, qui m'eſt fort attaché, avoit la complaiſance de le viſiter ſouvent, & voyoit avec ſatisfaction les effets de mes Eaux ſur cette partie : mon fils prenoit pendant ce temps de mes Eaux coupées avec du lait pour ſes maux de poitrine, qui diminuoient tous les jours, ainſi que les douleurs qu'il éprouvoit dans la nuit ; trouvant les farines réſolutives un peu incommodes ſur cette partie, il ſe décida de les quitter, & d'y tenir ſimplement des linges mouillés avec la même Eau ; il avoit ſoin d'humecter les linges à meſure qu'ils ſéchoient : quatre ou cinq mois de ce régime lui rendirent le teſticule dans ſon état ordinaire, ſa poitrine ne ſouffroit plus ; mais les douleurs qu'il éprouvoit dans tous ſes membres, n'étoient pas entiérement diſſipées ; je lui fis prendre des bains domeſtiques, un peu plus chauds qu'au degré de la chaleur naturelle. Il s'aviſa d'y mettre dans chacun, ſans me le dire, deux bouteilles de l'eau deſtinée pour les bains, qui eſt d'une conpoſition différente de l'Elixir ſtomachique ; il en prenoit un le matin à ſept heures, & un autre le ſoir à pareille heure dans la même eau préparée qu'on faiſoit réchauffer ; il buvoit pendant le premier bain, où il reſtoit une heure & demie, trois gobelets de l'Eau ſtomachique, coupé avec du lait : au ſortir du bain, il ſe couchoit pendant une heure ou une heure & demie pour entretenir la tranſpiration. Au troiſieme bain, les douleurs qu'il éprouvoit dans tous ſes membres furent entiérement diſſipées ; il en prit douze de ſuite : il s'étoit purgé avant de les prendre, il ſe purgea après le ſixieme bain, & le fut encore après le douzieme ; ſes forces, ſon embonpoint revinrent de ſuite, & dans un mois, il eut recouvré une ſanté qu'aucun remede, quoiqu'adminiſtré par les meilleurs Médecins, n'avoit pu lui rendre depuis deux ans. Il eſt reparti pour Madrid, où il continue ſon ſervice comme auparavant.

Le pere Potentien, de la Charité, qui avoit été témoin des bons effets qu'avoient produit ces bains pour mon fils, ſe trouva attaqué de la goutte : je fus le voir dans ſa chambre, & lui conſeillai d'en faire également uſage ; il en voulut faire l'eſſai. Il mit une bouteille dans chaque bain, de l'eau deſtinée pour les bains, buvant pendant le bain une bouteille de pinte d'Eau ſtomachique, compoſée avec deux cuillerées. Au troiſieme bain, la douleur de la goutte qui lui reſtoit au gras de la jambe, fut entiérement diſſipée ; il en prit douze de ſuite, & il en a éprouvé les meilleurs effets.

LVII.e OBSERVATION.

M. Duregard avoit un fang fort âcre, & étoit en outre très-incommodé d'hémorrhoïdes qui le faifoient fouffrir fi cruellement, qu'il ne pouvoit fortir pour fes affaires; il avoit employé depuis un an tous les remedes que la Médecine lui avoit fuggerés, & il n'éprouvoit point encore de foulagement, lorfque M. le Comte de Taxis lui confeilla d'avoir recours à moi. Je lui fis prendre de mes Eaux, compofées de trois cuillerées d'Elixir fur une pinte d'eau, qu'il coupoit avec partie égale de lait, pour purifier & adoucir fon fang; il employa des bains de fumigation pour fes hémorrhoïdes, il faifoit bouillir quatre à cinq pintes d'eau qu'il mettoit dans un pot placé dans une chaife percée, il blanchiffoit cette eau avec un verre ou deux de lait, il joignoit encore à ce mélange, de l'Eau deftinée pour les bains, environ une cuillerée par pinte; il reftoit au bain une heure, ou plus s'il le pouvoit, matin & foir, & lorfque l'eau de fon bain de vapeurs étoit devenue fupportable, il en verfoit dans un bidet, & en faifoit prendre un bain de demi-heure ou plus à la partie affligée; au fortir de ce bain, il mouilloit avec la même eau un linge qu'il faifoit tenir fur la partie: le premier bain diminua beaucoup le feu qu'il éprouvoit à cette partie; trois ou quatre bains l'ôterent; & dans un mois, il fut entièrement delivré de fon mal, ainfi que d'une fiftule qu'il avoit, & pour laquelle on lui avoit confeillé l'opération.

M. Lory, célébre Médecin, fuivoit un malade

que je voyois auſſi, & qui étoit attaqué de la
même maladie. Je lui conſeillai de ſuivre le
régime de M. du Regard. Il me pria de voir M.
Lory, pour ſavoir s'il l'approuvoit : m'intéreſſant
beaucoup à ce malade, je fis la démarche ; je fis
part à ce Médecin de la compoſition de cette Eau.
Il ſavoit également celle de mes Eaux ſtomachiques , il me dit que les deux Eaux mêlées enſemble
feroient encore mieux. Je ſuivis ſon conſeil, &
le malade s'en trouva très-bien.

Madame de * * * qui avoit des hémorrhoïdes
internes , & une grande âcreté dans le ſang, ſouffroit depuis quatre à cinq ans des douleurs des
plus violentes dans cette partie, juſqu'à ſe rouler
dans la chambre ; aucun des remèdes adminiſtrés
n'avoit pu calmer ſes douleurs. M. de la Guerle,
Chirurgien célébre de cette Capitale , & qui
connoiſſoit l'efficacité de mes Eaux, les lui conſeilla ; elle voulut auparavant conſulter M. Portal,
célébre Médecin, & M. Dufouard, qui furent du
même avis, ainſi que le Pere Potentien, de la
Charité , qu'elle fut voir auſſi. Ils lui conſeillèrent
tous de ſe faire traiter de la même façon que je
traitois mes malades ; je l'entrepris, en lui faiſant
obſerver le même traitement que le malade ci-
deſſus. Je lui faiſois injecter intérieurement avec
une petite ſeringue de la même Eau dont elle ſe
ſervoit pour le bain, & cela pluſieurs fois par
jour ; elle éprouva bientôt un ſoulagement ſenſible, & dans quinze jours, ou trois ſemaines,
elle ne ſe reſſentit plus d'hémorrhoïdes ; elle continua néanmoins pendant quelque temps encore
l'uſage des Eaux, juſqu'à ce qu'enfin ſa ſanté fut

entiérement rétablie. L'on voit par ces deux Obfervations qu'avec la meilleure volonté, les Médecins n'avoient pas attaqué l'humeur peccante, & que
les remèdes adminiftrés n'avoient eu aucune prife
fur elle. On ne peut attribuer à mes Eaux cette
vertu que par la propriété qu'elles ont de purifier le
fang, & d'expulfer les humeurs qui nuifent à la
fanté, de rétablir l'équilibre fi néceffaire entre les
folides & les fluides. Je dois la découverte de
cette vertu de mes Eaux à une dame à qui j'en
avois donné pour fa toilette ; elle avoit des hémorrhoïdes qui la faifoient fouffrir beaucoup : comme
elle fe mettoit fur fon bidet, rempli d'eau préparée, fa douleur fe trouva calmée à l'inftant, ce
qui l'engagea à refter au bain une heure ; elle
réitéra plufieurs fois cette opération, qui diffipa
entiérement fes hémorrhoïdes ; elle me fit part de
cette découverte. J'en fis plufieurs expériences,
toujours avec le même fuccès ; j'ai examiné plufieurs perfonnes attaquées de cette maladie, avant
qu'elles fe miffent fur le bidet, & j'ai obfervé que
les hémorrhoïdes, qui étoient fort enflammées,
rouges & fort dures avant d'entrer dans le bain,
étoient ramollies en fortant, & qu'au fond du
baffin, on appercevoit une humeur glaireufe qui
occafionnoit, fans doute, l'épaiffiffement du fang,
& s'oppofoit à fa circulation. D'après ces expériences, & bien d'autres que j'ai faites avec un
égal fuccès, je favois que ces Eaux produifent
fur les hémorrhoïdes un effet bien plus doux que
celui des fang-fuës, & que, n'attirant que l'humeur peccante, non-feulement rendent au fang
l'activité qu'il lui faut pour circuler avec aifance,
enfin elles reftituent même le ton des folides.

LVIII.ᵉ OBSERVATION.

M. Durand fut attaqué d'un accident d'apoplexie, qui le priva non-feulement de l'ufage de
la parole, mais encore de toute connoiffance.
Après bien des remèdes inutiles, les Médecins
& les Chirurgiens qui avoient été appellés à fon
fecours, l'abandonnèrent. Cet état fut fuivi d'une
fiévre violente, accompagnée d'un gros rhume,
& d'un gonflement extraordinaire de l'eftomac.
Le malade étant abandonné, & regardé comme
mort, j'effayai de lui faire prendre quelques
cuillerées de mon Elixir. A peine en eut-il avalé
un demi-verre, qu'on le vit un peu reprendre
fes fens, articuler quelque mots; encouragé par
cet heureux changement, je redoublai la dofe;
un inftant après, les forces augmentèrent, il vomit
des glaires fort épaiffes. La troifième dofe le fit
évacuer par le haut & par le bas; je continuai de
lui en donner une dofe plus légère, & peu-à-peu
il recouvra l'ufage de la parole. Alors, je coupai
mon Eau avec l'eau commune, dont l'ufage fut
continué pendant trois jours, après lefquels le
malade fut parfaitement rétabli.

LIX.ᵉ OBSERVATION.

Au mois de Juillet de l'année 1778, les Ecoliers
du Collége des Graffins, voulant donner une fête
au Principal, fe procurèrent les Muficiens de
M. le Duc de Villeroi. Un des Muficiens fut
attaqué d'un accident d'apoplexie. On lui adminif-
tra, fur le champ, tous les fecours ordinaires,
mais inutilement. Le malade étoit fans connoif-

fance & fans pouls; mon fils; qui étoit pour lors
penfionnaire dans ce Collége, voyant l'inutilité des
remèdes qu'on donnoit à ce malheureux, effaya
de lui faire prendre quelques cuillerées de l'Elixir,
qui fait la bafe de mon Eau ftomachique. On ouvrit
avec effort la bouche du malade, & on y verfa
peu-à-peu environ vn demi-verre de mon Elixir.
Cette première prife lui fit rendre une quantité
de glaires épaiffes & gluantes, on revint à la
charge, & le malade recouvra l'ufage de fes fens.
Alors, il fut tranfporté dans fon domicile, &
moyennant le même remède continué pendant
deux jours, il fe rétablit parfaitement.

Voici ce que me marque M. Frère, Médecin
de Montréal, par fa Lettre du 12 Avril 1784: il
adminiftroit l'Elixir pour la même maladie, en
fuivant la même méthode.

« J'ai, Monfieur, délivré un homme de foi-
» xante ans, d'une attaque d'apoplexie, par le
» fecours de votre Elixir : les affiftans, qui
» étoient en grand nombre, furent étonnés des
» matières vifqueufes & gluantes que rendoit le
» malade ; malgré le calme & les difpofitions
» des fymptomes que je voyois diminuer, je
» craignois pour lui une hemiplegie; à quelques
» légers & petits engourdiffemens près, qu'il
» fent aux extrêmités du côté droit, il eft
» revenu comme avant fon attaque : je lui fais
» prendre trois verres de l'Elixir, coupé tantôt
» avec deux tiers d'une décoction de fleurs de
» mauve, tantôt avec une décoction de coqueli-
» cot, il s'en trouvera bien. »

Signé, FRERE, Médecin.

LX.ᵉ OBSERVATION.

La fille de M. de S. Simon, âgée de fept ans, attaquée d'une petite vérole des plus confluentes, fut mife dès les premiers jours, à l'ufage de mon Eau, coupée avec une infufion de fureau. Elle vomit une grande quantité de bile & de matière verte; elle avoit la fièvre, un mal violent à la tête. Quelques boutons commencèrent à paroître. Le fecond & troifième jour, leur nombre & leur groffeur augmentèrent beaucoup. La malade avoit bu deux pintes d'Eau ftomachique, compofées avec deux cuillerées d'Elixir; je lui faifois prendre une partie fur trois d'eau de fureau; je lui en fis continuer l'ufage, qui lui fit rendre une grande quantité d'urine. Le quatrième jour, la fièvre & le mal de tête ont difparu. J'ai fait continuer l'ufage de l'Eau, mais coupée avec une décoction d'orge, & un peu de fucre. Je donnai à la malade quelque pommes cuites, avec un peu du fucre, un petit morceau de pain, point de viande ni bouillon.

Le fixième jour, les boutons commencèrent à blanchir; je fis baffiner le deffous des yeux, avec parties égales de mon Eau, & du lait; je fis la même chofe dans le nez, ce qui fut caufe qu'il ne parut aucun bouton fur ces deux parties, quoique le refte du vifage, & du corps en fuffent entiérement couverts. Le huitième jour, les boutons étoient jaunes, la pointe étoit couverte d'une croûte. Le neuvième jour, je fis ouvrir tous les boutons du vifage, & les fis baffiner avec mon Eau, mêlée avec égale partie de lait, ce qui fut

réitéré

réitéré plufieurs fois par jour. Le onzième, les boutons étoient tous fecs; le douzième, il n'en eft pas refté un feul, & la peau n'a pas paru du tout marquée; il refta une petite rougeur aux endroits où étoient les boutons, qui a difparu depuis.

M. Pratx, Chirurgien de l'Hôtel-dieu, que j'avois prié de fuivre la malade, m'affura qu'il n'avoit jamais vu une petite vérole de cette efpèce, traitée auffi heureufement. Ce qui l'étonnoit, c'eft que tous les endroits où mon Eau avoit touché, avoient été exempts de boutons, & que la malade a été fans fièvre. Il ajouta, que la plupart des enfans qui étoient traités de cette maladie à l'Hôtel-dieu, périffoient du mal de gorge, attendu que les grains de la petite vérole, qui pouffoient dans le gofier, étoient defféchés par l'air qui paffoit par cette voye, & par la refpiration, ce qui produifoit une inflammation, qui fe terminoit le plus fouvent par la gangrene, accident dont ma malade avoit été garantie par l'ufage de mon Eau.

Le fils de M. Thomas, âgé de cinq ans, avoit tous les fymptomes de la petite vérole, avec une fièvre des plus violentes. Il étoit extrêmement rouge & un peu bouffi; l'humeur vérolique ne pouvoit pas fortir. Le père vint me chercher à cinq heures du matin, pour me prier d'aller voir fon enfant: il étoit dans cet état depuis trois jours. Je lui fis prendre de mon Eau ftomachique, coupée avec de l'eau d'orge. A midi, plufieurs taches de la petite vérole commencèrent à paroître fur le vifage, & fur le refte du corps. Le foir, le nombre en fut plus confidérable; le jour fuivant,

G

la fièvre diminua. Le visage, & le reste du corps furent couverts de boutons; je lui fis couper alors, l'Eau stomachique avec du lait. Le troisième & le quatrième jour, le nombre des boutons & leur grosseur augmentèrent prodigieusement; la fièvre & le mal de tête disparurent, & en suivant la même méthode employée pour le malade ci-dessus, dans douze jours, il fut hors d'affaire, & par le soin qu'on prit de bassiner son visage avec mon Eau, mêlée avec le lait, il n'a pas été marqué; il n'en a pas été de même du reste du corps, n'ayant pas pris la même précaution.

LXI.e Observation.

Le fils de M. le Comte de ***, âgé de six ans, ayant été enrhumé & rempli d'humeurs, qui contenoient beaucoup d'âcreté, ayant un teint fort jaune & le visage bouffi, fut mis à l'usage de mon Eau, dont on lui faisoit prendre une partie sur trois de lait; son rhume disparut dans peu de jours. Il continua néanmoins mes Eaux pour adoucir l'âcreté des humeurs, pendant quatre mois; elles procurèrent une éruption & un écoulement très-considérable aux oreilles, qu'on lui entretenoit avec du linge trempé dans mon Eau, placé derriere les oreilles. Son teint devint plus vif, les bouffissures disparurent, & il jouissoit d'une parfaite santé, quand son frère fut attaqué de la petite vérole; il prenoit de mes Eaux, & étant très disposé, on se détermina à les mettre ensemble pour la lui faire prendre. Ses oreilles, où l'on avoit soin de tenir du linge trempé comme ci-dessus, rendoient une humeur très-acre & très-abondante; ce fut le dix-septième jour que la petite vérole fe déclara prefque fans fièvre. L'enfant n'eut pas plus de vingt boutons, dont quatre ou cinq fur le vifage, qui ne laifferent aucune marque.

LXII.ᵉ OBSERVATION.

La petite fille de la femme de chambre de Madame Sauzede, âgée de fix ans, avoit tous les fymptomes de la petite vérole, grand mal de tête, une fièvre des plus violentes. Elle étoit rouge comme l'écarlate, fes boutons étoient comme des têtes d'épingles, & fe touchoient les uns les autres par tout le corps. On avoit commencé à lui faire boire de l'eau de lentilles, quand on vint me chercher; je lui donnai de mon Eau, que je fis mêler avec les trois quart de l'eau de lentilles, & j'ordonnai de lui en faire boire autant qu'on pourroit. Elle en prit deux pintes le premier jour, elles lui procurèrent une fueur des plus abondantes; les jours fuivans, la fièvre fe calma; la malade but deux autres pintes; & le troifième jour, quand je fus la voir, je la trouvai entièrement guérie, tout avoit difparu.

Cette obfervation me fournit une réflexion : Ne feroit-il pas poffible que, la petite vérole étant une véritable maladie inflammatoire, l'on parvînt à la terminer par le moyen de la réfolution, qui eft une des manières dont toute efpèce d'inflammation peut ceffer?

Un remède qui produiroit un pareil effet, feroit, fans contredit, le plus précieux de tous ceux que la médecine poffède. On éviteroit par là la fuppuration qui eft fi dangereufe, ou du moins fi incommode; la petite vérole feroit exempte de tout danger ; on n'auroit pas même à craindre les difformités, que les cicatrices produisent si souvent, à la suite de cette cruelle maladie ; le beau sexe ne trembleroit plus pour la perte de ses charmes. Un pareil remède dispenseroit d'avoir recours à l'inoculation. On pourroit attendre de pied ferme cet ennemi contre lequel on auroit des armes victorieuses. Je n'oserois assurer positivement que mon Eau possède une qualité aussi merveilleuse, mais les observations précédentes & quelques autres de la même espèce, me donneroient quelque penchant à le croire. Au reste, une plus longue expérience justifiera peut-être mon opinion.

Le R. P. la Moliniere, Docteur & Professeur en Théologie à Aurillac, me marque, par sa lettre, qu'il a suivi le même traitement à l'égard d'un de ses neveux, attaqué de la petite vérole, & qu'il a obtenu même succès.

Observations sur le traitement de cette maladie.

Il faut avoir soin de bien purger le malade aux premiers symptomes de la petite vérole, en continuant de le purger tous les deux jours, jusqu'à ce que l'éruption se fasse, soit naturellement, ou par l'inoculation. Pendant la fièvre, ainsi que durant la maladie, il ne faut lui donner d'autre boisson que mes Eaux, composées avec deux ou trois cuillerées d'Elixir sur une pinte d'eau, plus ou moins, suivant l'âge & le tempérament du malade, & coupées avec l'eau de gruau, d'orge, ou du lait ; l'on peut y tremper un peu de pain le matin à déjeûner. On peut donner à dîner une foupe au lait ou du vermichel, dans lequel on met une cuillerée à café d'Elixir, à proportion du lait qu'on prend, & un peu de fucre. Deux ou trois jours après que les puftules ont commencé à fécher, il faut purger le malade ; quatre ou cinq jours après, le repurger de nouveau. Le fel de Glauber eft très-bon dans ce cas : on en donne ordinairement une once aux adultes, & une moindre dofe aux enfans ; quatre ou cinq jours après la derniere, on lui donnera une troi-fieme purgation, s'il eft néceffaire.

Si le malade a mal à la tête, avant ou après l'éruption, ce fera une preuve qu'il n'aura pas affez évacué ; il faut alors lui donner, tout de fuite, quelques bols purgatifs avec du jalap & des rofes rouges en poudre, mais en obfervant de ne pas lui en donner après le troifième jour de l'érup-tion, crainte de faire rentrer les puftules.

Pour éviter au malade d'être marqué au vifage & aux mains, il faut, lorfque les boutons du vi-fage, ou des autres parties dont on veut éviter la marque, font bien mûrs, & que leur contour commence à rouffir, les piquer avec une épingle, & en faire fortir le pus ; & lorfque ces boutons commencent à fécher, il faut baffiner plufieurs fois par jour le vifage avec l'Eau ftomachique & le tiers de lait. L'Eau ftomachique doit être com-pofée, pour cette opération, de quatre cuillerées d'Elixir par pinte ; ce mélange doit être un peu plus que tiède quand on l'emploie.

Le dixième ou onzième jour, les boutons tom-bent d'eux-mêmes, il ne refte qu'une rougeur platte & unie, qui difparoît enfuite, & ne laiffe aucune marque.

Voici une pommade qui m'a aussi bien réussi. Prenez huile de millepertuis & graisse de rognons de mouton male, quantité égale ; faites un peu bouillir le tout ensemble : mettez là ensuite dans un pot, pour s'en servir ; ce que l'on fait toujours lorsque les boutons commencent à sécher.

LXIII.ᵉ OBSERVATION.

Madame Pillon d'Étampes, avoit l'estomac très-dérangé, des obstructions dans les viscères, & des fleurs blanches; je fis couper mon Eau avec une infusion de fleur de mauve, ou de muguet sauvages, à son choix, & je lui donnai de l'Eau étiquetée pour la toilete, ou pour bains, qui est la même, de laquelle elle mettoit une cuillerée sur une pinte d'une infusion de romarin, & douze à quinze jours après l'usage des Eaux stomachiques, je lui ordonnai d'en faire des injections aux parties, matin & soir, & se laver souvent. Dans deux mois elle recouvra une santé parfaite, & fut délivrée des fleurs blanches, qui l'incommodoient beaucoup.

Ces fleurs blanches étoient entretenues par le relachement des glandes, qui se trouvent dans la matrice & dans son col; il est constant que des injections toniques sont très-propres à coopérer la guérison de cette perte. D'ailleurs l'âcreté de l'humeur des fleurs blanches, irrite les parties par où elles passent; à la longue, elles causent comme des petits ulcères : au moyen des injections, on y remédie, s'il en existe déja, en rendant les injections déterfives, au moyen de l'eau d'aigremoine, de millepertuis. Mais quelque efficace que puisse être ce reméde, il ne faut

jamais l'employer que lors qu'on est moralement
sûr d'avoir détruit la cause principale de la maladie, par des remèdes intérieurs, sans quoi on
repercuteroit l'humeur, qui pourroit se porter
sur quelque partie essentielle à la vie, telle, par
exemple, que le poumon, & produire une maladie
plus dangereuse que celle qu'on vouloit guérir.
C'est pourquoi j'ai toujours employé, en pareil
cas, mon Eau stomachique, avant d'en venir aux
injections.

LXIV.ᵉ OBSERVATION.

Madame Jourdain avoit l'estomac extrêmement
dérangé : après le repas le plus léger, elle sentoit
dans cette partie une pesanteur très-incommode ;
elle étoit de plus tourmentée par une toux sèche,
qui ne lui donnoit presque aucun relâche, & qui
causoit une douleur considérable à la poitrine &
au dos. Cette incommodité étoit acompagnée de
dartres, & d'un lait répandu, qui occasionnoient
des maux de tête très-violens. Depuis deux ans
qu'elle languissoit dans ce triste état, elle avoit
essayé inutilement tous les secours connus ; elle
eut enfin recours à moi. Je lui prescrivis l'usage
de mon Eau stomachique, mêlée avec du lait, ou
de l'eau d'orge ; dans peu de jours les digestions
commencèrent à se rétablir.   La toux & les
douleurs de la poitrine & du dos se calmèrent,
les inquiétudes dans les membres, diminuerent ;
mais les maux de tête continuoient avec la même
violence. Je lui fis prendre le soir deux lavemens,
composés avec une bonne poignée de poireaux ;
on ne met que le blanc, qu'on fait bien cuire

dans l'eau néceffaire pour deux lavemens; lorfqu'ils
font bien cuit, on les paffe par un linge avec
expreffion. Le premier ne fit pas grand effet,
elle prit le fecond, & fe coucha; elle le garda
toute la nuit, quoiqu'elle le fentit travailler; le
matin elle prit la purgation N.º 2, que je lui
avois donné dans le cas que les lavemens n'opé-
raffent point d'effet; une demi-heure après l'avoir
prife, elle fut à la garde-robe, & rendit tout fon
lait; & dans le même inftant, les maux de tète,
& toutes les douleurs qu'elle reffentoit dans le
corps difparurent; elle vint m'annoncer le bien
qu'elle avoit éprouvé de la conduite qu'elle avoit
tenue.

Cette Obfervation me donna l'occafion de
découvrir dans mon Eau, une propriété que je
ne lui avois pas foupçonné; je veux parler de fon
efficacité contre les laits répandus. Les épanchemens laiteux, fi fréquens dans Paris, font la fource
d'une foule de maux très-rébelles, qui fe jouent
prefque de tous les efforts de la médecine. Je
regardai cette découverte inattendue, comme
très-heureufe. Je me procurai, autant qu'il me
fut poffible, des malades attaqués de cette incommodité. J'en traitai tout de fuite trois felon
la même méthode, & avec le même fuccès; une
d'entr'elles étoit la femme du Portier de M. le
Comte de la Tour-du-Pin, qui me la recommanda; M. Vacher, Médecin de la Faculté de Paris,
& Infpecteur des Hôpitaux de Corfe, fuivit fon
traitement;elle avoit en outre beaucoup de dartres,
dont elle fut auffi délivrée.

LXV.e OBSERVATION.

Madame de la Reye avoit, depuis dix mois, une suppreſſion de flux périodique. Son viſage & ſon corps étoient bouffis, ſon ventre tendu ; elle ſouffroit extrémement d'un mal de tête continuel, produit par un épanchement de lait. Son eſtomac ne digeroit point, ſa langue étoit épaiſſie, ſa bouche étoit pâteuſe. Après ſes repas, elle ſe plaignoit d'une peſanteur & d'un ſerrement douloureux de l'eſtomac. Je la mis à l'uſage de mon Eau ſtomachique, coupée par moitié, avec une tiſane faite avec demi-once de racine de canne, coupée par tranche ſur une pinte d'Eau, & après huit à dix jours, ſon eſtomac commença à ſe rétablir. Son évacuation périodique reparut, & fut même ſi abondante, que pour la modérer, je fus obligé de réduire la doſe de mon Eau, de ſix gobelets à deux. Elle rendoit ſouvent le lait par le nez. Quelques lavemens purgatifs lui en firent rendre par les ſelles une ſi grande quantité, qu'elle en fut entiérement débarraſſée, & ſans aucun autre ſecours, ſa ſanté ſe rétablit entiérement.

LXVI.e OBSERVATION.

Madame Bloquai éprouvoit depuis trois ans & demi, les mêmes incommodités que la malade ci-deſſus. Ses jambes & ſes cuiſſes étoient extrémement enflées & couvertes d'ulcères. Je lui preſcrivis l'uſage des Eaux ſtomachiques ; le mois ſuivant le flux menſtruel reparut pendant trois ou quatre mois de ſuite, cet écoulement eut lieu deux fois par mois. Je faiſois tenir ſur les ulcères des compreſſes trempées dans la même Eau. La suppuration devint si abondante, qu'on étoit obligé de changer les compresses trois ou quatre fois par jour. Quelques bains de vapeurs de l'Eau pour bains desenflèrent les jambes & les cuisses. Enfin, au moyen de ce traitement, aidé de quelques légers purgatifs, la malade fut parfaitement guérie.

Tel est l'effet que mon Eau produit constamment dans les laits répandus. Cette nouvelle propriété, si je ne me trompe, mériteroit seule l'attention des Gens de l'Art. Les différentes incommodités qui font les suites des épanchemens laiteux, mettent tous les jours en défaut les Médecins les plus instruits & les plus expérimentés. Que je m'estimerois heureux, si ce sexe infortuné trouvoit dans mes Eaux, un secours infaillible! Ie peu d'observations que j'ai recueillies à cet égard me le fait espérer, mais ne suffit pas pour l'oser affirmer; c'est aux Gens de l'Art, qui ont des occasions fréquentes de voir ces maladies, à concourir avec moi à constater une propriété qui rendroit ma découverte une des plus importantes & des plus précieuses qui aient été faites de nos jours dans l'Art de guérir.

LXVII.ᵉ OBSERVATION.

Madame Dole, sœur de la femme-de-chambre de Madame la Marquise de Cassini, que m'avoit recommandé cette Dame, avoit depuis long-temps une glande cancéreuse au sein droit, qui s'ouvroit sous l'aisselle ; les alentours en étoient durs & les bords de l'ulcère calleux. Le sein gauche renfermoit une autre glande de la grosseur d'un petit œuf de poule. Elle avoit deux autres glandes fous le menton, fon eſtomac étoit très-dérangé. Je traitai cette maladie en donnant mon Eau coupée avec du lait ; je fis appliquer fur la glande qui n'étoit pas ouverte, des compreſſes mouillées dans ce mélange. Un Médecin que je trouvai chez Madame la Comteſſe de Mortagne, voulut bien, à ma prière, venir voir la malade chez M. l'Abbé de la Porte, où elle étoit gouvernante, & déclara qu'elle avoit deux cancers aux mammelles, dont l'un étoit ouvert, & l'autre occulte ; &, de plus, des écrouelles qui étoient venues en ſuppuration. Je ſubſtituai des compreſſes mouillées avec mon Eau & du lait, à l'onguent de la mere, avec lequel elle panſoit les ulcères du fein & du col. En peu de temps j'eus la ſatisfaction de voir les ulcères ſe déterger, les bords devenir moins calleux, & les chairs plus vermeilles. Je continuai de faire fomenter les glandes non ulcérées avec de pareilles compreſſes, peu-à-peu elles ſe fondirent ; enfin, au bout de ſept mois, cette malade ſe trouva parfaitement guérie.

Cette Obſervation me fournit deux remarques également intéreſſantes ; l'une, que le cancer occulte, c'eſt-à-dire, la glande qui n'étoit pas encore ouverte, fut fondue par la fomentation faite avec mon Eau, aidée par ſon uſage interne, tandis que les autres glandes du col, qui n'avoient pas été fomentées de même, s'ulcérèrent ; l'autre, que les compreſſes trempées dans la même Eau & du lait furent beaucoup plus avantageuſes au panſement des ulcères, que les onguents qu'on avoit employés auparavant, & après la guériſon, les cicatrices ne parurent plus ſous le col.

LXVIII.e OBSERVATION.

Un Médecin de Perpignan, qui traitoit depuis long-temps, & fans fuccès, une dame attaquée d'un cancer ouvert au fein, voulut faire l'effai de mon remède ; il fit prendre tous les foirs à fa malade deux grands verres de cette Eau, coupée avec partie égale de l'eau de laitues & du lait ; fon ufage calma d'abord les douleurs, que 18 grains d'opium, adminiftrés chaque foir, ne pouvoient appaifer ; l'ulcère fût panfé avec des plumaceaux imbibés de la même Eau, fur lefquels on appliquoit des compreffes trempées dans la même liqueur ; la fuppuration devint louable & abondante ; enfin, au moyen de ces feuls fecours, continués pendant l'efpace de huit mois, l'ulcère fut parfaitement cicatrifé, & la malade fut radicalement guérie.

Voici ce que me marqua à ce fujet, le 5 Mars 1771, la perfonne qui étoit chargée du dépôt de mes Eaux, que je faifois diftribuer gratis dans les Hôpitaux.

« J'ai parlé à M. Champagne, Médecin, pour
» la femme qui eft attaquée d'un cancer ; elle va
» très-bien, la playe eft belle, les environs bien
» défenflés. Il en fort beaucoup de matiere, qui
» eft très-fétide ; cette femme ne pouvoit repo-
» fer à caufe des grandes douleurs qu'elle éprou-
» voit, & n'avoit aucun appétit ; elle prenoit
» feize grains de laudanum pour calmer fes
» douleurs, & on ne pouvoit encore y réuffir ;
» depuis l'ufage des vos Eaux, elle repofe bien,
» elle a appétit, & a renvoyé le laudanum.

» La fille de l'Hôpital de la Miséricorde, tomba
» hier, mais l'attaque ne fut pas considérable,
» ses crises font très-peu de chose; mais elle en
» a tous les jours (1).

» J'ai l'honneur d'être, &c.

Signé BARTHE,

A Perpignan, le 5 Mars 1771.

La même expérience pour le cancer, a été
répétée à Montpellier avec le même succès, par
un habile Médecin de cette Ville, où j'avois
laissé des Eaux pour la distribution gratuite des
Hôpitaux; voici ce que la personne qui en étoit
chargée, me marque par sa lettre du 31 Janvier
1771.

« Vos Eaux font demandés par bien des gens,
» elles font des effets merveilleux ; vous savez
» que lorsque la marchandise est bonne, & quelle
» ne coûte rien, on a beaucoup de pratiques ;
» l'Hôpital use tous les jours dix bouteilles de
» vos Eaux.

Signé VALOUSSIERE.

---

(1) Sa maladie étoit la catalepsie : l'usage de mes Eaux
qu'elle coupoit avec partie égale d'une décoction de feuilles
d'orangers, avoient diminué des trois quarts ses accidens,
au point qu'ils étoient devenus peu sensibles; indépendamment de ces accès journaliers qu'elle éprouvoit trente à
quarante fois par jour, elle avoit trois ou quatre attaques
d'épilepsie, à la fin de chaque mois.

LXIX.ᵉ Observation.

Les bons effets qu'éprouva la fille de l'Hôpital de Perpignan de l'usage de mes Eaux pour la catalepsie, & épilepsie, m'engagea, à la priere de Dom Souques, Bénédictin, d'entreprendre un enfant âgé de 8 ans, attaqué d'épilepsie depuis sa naissance. Je lui fis faire usage de mes Eaux, composées avec deux cuillerées d'Elixir, sur une pinte d'eau ; on lui coupoit cette composition avec partie égale d'une décoction de feuilles d'oranger amer ; on lui en faisoit prendre trois ou quatre verres le matin, & encore quelques verres dans la journée. On avoit soin de le faire purger tous les dix à douze jours avec la purgation N.° 4. Après deux mois d'usage des Eaux, les accès, qui le prenoient deux fois par mois, commencèrent à diminuer; il n'en eut que les derniers jours de la lune, mais plus forts; il en avoit trois de suite, à un jour d'intervalle l'un de l'autre; la diminution devenoit tous les jours sensible, ce qui me donnoit quelque espoir, malgré que l'on m'assuroit que je ne viendrois jamais à bout de le guérir. Après six mois, il lui survint un dévoyement, qui dura deux mois. J'observai que, pendant tout ce temps, il n'eut les accès qu'à la fin de chaque mois, même très-courts; il n'en avoit qu'un ou deux. Un Chirurgien, qui venoit le voir, me conseilla de le purger avec l'hypécacuanha : je le priai de régler la dose suivant ses connoissances; ce qu'il fit. Cette purgation opéra tout l'effet qu'on pouvoit desirer; & depuis ce moment, l'enfant n'a plus eu d'accès, & a toujours joui de la meilleure santé.

J'obſerve que ni le pere, ni la mere, ni la nourrice, n'avoient jamais été attaqués de cette maladie ; nous découvrîmes que c'étoit la ſage-femme ; l'accouchement dùt être ſans doute laborieux, & ce ne pût être que par la tranſpiration forcée qu'elle communiqua le venin à cet enfant.

Cette Obſervation doit faire tenir les peres & meres ſur leurs gardes, à l'égard du choix des nourrices, & des ſages-femmes, pour éviter que leurs enfans ne ſoient les triſtes victimes de ce manque d'attention.

Je ne prétends pas non plus prouver par cette Obſervation l'efficacité de mes Eaux pour cette cruelle maladie ; je ne fais que rendre compte de mes eſſais & des ſuccès que j'ai obtenus ; c'eſt aux Gens de l'Art à employer ce remede dans ſemblable cas & le réitérer, s'ils le jugent à propos ; enſuite, c'eſt le temps & l'expérience qui prononceront.

LXX.ᵉ OBSERVATION.

M. Achard, Médecin à Marſeille, a également entrepris de traiter des cancers avec mon remède ; voici ce qu'il m'a marqué à ce ſujet :

« Vos Eaux m'ont bien réuſſi, pour les dar-
» tres ; je traite une dame, depuis deux mois,
» d'un cancer, elle n'eſt pas encore guérie, mais
» votre eau a ſingulierement ſoulagé la malade,
» quant aux douleurs ; elle a empêché les progrès
» du cancer, ce qui eſt beaucoup ; je ſuis à la
» lettre votre méthode, & ſi vous avez d'autres
» obſervations, faites m'en part ; ma premiere
» lettre vous apprendra le réſultat de ma cure.

LXXI.ᵉ OBSERVATION.

M. le Duc d'Eftiffac, Grand-Maître de la Garde-Robe du Roi, peut me fournir une nouvelle preuve de l'efficacité de mon remède contre les ulcères rebelles & malins. Ce Seigneur refpectable, à l'âge de quatre-vingt-huit ans, étoit tourmenté par une démangeaifon infupportable par-tout le corps, & fur-tout à une jambe, produite par un petit bouton ; le malade, probablement en fe grattant, écorcha le bouton, ce qui, fuivant toute apparence, a été le commencement d'un ulcère malin, de la largeur de la main, dont fa jambe fut attaquée ; elle enfla confidérablement & devint d'une couleur violette, tirant fur le noir ; les bords de l'ulcère étoient renverfés & calleux ; fon fond étoit tapiffé de chairs baveufes & livides & d'excroiffances fongueufes, terminées en pointes ; il en fuintoit une fani-ichoreufe très-fétide ; les douleurs étoient infupportables ; enfin, tout annonçoit la malignité de l'ulcère & faifoit craindre la gangrene ; tous les fecours de l'art avoient été employés fans fuccès, quoique adminiftrés par les mains les plus habiles ; le malade étoit dirigé par M. Louis, qui jouit, à jufte titre, de la plus haute réputation ; cet habile Chirurgien étoit fecondé par le R. P. Potentien, Religieux de la Charité, qui, par fon zèle ardent pour le foulagement des pauvres malades, par l'étendue de fes lumieres, & principalement par fa longue expérience, a mérité de tenir un rang diftingué parmi les Maîtres les plus célébres dans l'art de guérir ; le Pere Potentien, qui connoiffoit la vertu de mon Eau, en

confeilla

conseilla l'usage comme dernière ressource. M.
Louis, auquel j'en dévoilai la composition, con-
sentit à cet essai; je commençai par exposer la
jambe malade à la vapeur de l'Eau pour bain, de
laquelle on mettoit à raison de deux bonnes cuillerées par pinte; trois ou quatre bains de vapeurs
diminuèrent considérablement l'enflure. Je fis
appliquer sur l'ulcère des plumaceaux & des
compresses imbibées de la même Eau mélée avec
moitié Eau stomachique; la suppuration devint
louable, les excroissancesfongueuses s'affaisserent,
les chairs devinrent vermeilles, la jambe reprit
sa couleur naturelle. J'ordonnai l'usage interne de
l'Eau stomachique; & au bout de huit ou dix
jours, la démangeaison insupportable dont le
malade étoit tourmenté se dissipa, & les douleurs
devinrent moins violentes; dans l'espace de quinze
jours toutes les excroissances fongueuses tombèrent; toutes les chairs baveuses furent consu-
mées; le fond de l'ulcère demeura vermeil. Au
bout de trois semaines, il s'y forma des nouvelles
fonguosités; j'augmentai pour lors l'activité de
l'eau de quatre cuillerées, & ces excroissances
tombèrent de nouveau; depuis, ayant eu l'attention d'augmenter de temps en temps le degré de
force de l'eau, il ne s'est plus formé de chairs
baveuses. Voilà tout le succès qu'il m'étoit permis de me promettre, eu égard à la nature de
la maladie & à l'âge du malade: je ne me suis
jamais proposé de cicatriser cet ulcère; je le
considere comme un égout que la nature s'est
ménagé, & qu'on ne sauroit fermer, sans exposer
le malade aux plus grands accidens, & même à la
mort: au reste, je m'estime fort heureux d'avoir

H

pu contribuer au foulagement d'un des plus refpectables Seigneurs de la Cour, fi cher à fa famille, adoré de tous ceux qui ont le bonheur de l'approcher, & chéri de l'augufte Monarque auquel il a l'honneur d'etre attaché ; enfin digne, par fes vertus, de l'eftime univerfelle (1).

Ces Obfervations font naître une réflexion toute naturelle. Il feroit bien à défirer qu'une pareille vertu fut conftatée par un nombre fuffifant d'épreuves. Que le remede feroit précieux, s'il étoit fpécifique contre un fléau auffi terrible que le cancer, contre lequel on n'a pu, jufqu'à préfent, trouver aucun fecours efficace! Plufieurs Médecins, qui ont employé mon Eau, pour cette cruelle maladie, m'ont affuré qu'elle avoit produit entre leurs mains des effets furprenans. J'ai guéri moi-même plufieurs glandes d'un mauvais caractère. Je n'oferai pas encore affurer, cependant, que ma compofition foit fpécifique contre le vice cancéreux ; c'eft au temps & à l'expérience à confirmer fi elle jouit effectivement d'une propriété auffi précieufe.

Je puis prendre un ton plus affirmatif à l'égard des dartres ; le grand nombre de cures de cette efpèce que j'ai opérées, & que j'opere tous les

---

(1) Ce vénérable vieillard vient enfin de payer à la nature le tribut qui lui eft dû par tout être vivant. Mon remède ne pouvoit pas le fouftraire au fort commun à tous les hommes ; j'ai du moins la fatisfaction d'avoir prolongé fes jours de fix mois, &, ce qui eft encore plus important, d'avoir contribué à calmer des douleurs qui rendent nos derniers momens fi affreux, & mille fois plus redoutables que la mort même.

jours, m'enhardit à avouer que la vertu dépurative, ou anti-dartreuse de mon Eau, est infaillible. Je crois même pouvoir assurer que l'expérience & la raison concourent à en démontrer
l'efficacité. Quelle est en effet la cause prochaine
des dartres ? C'est une humeur très-âcre & cor-
rosive, qui corrode les petits vaisseaux lymphatiques qui rampent sur la peau, dont les parois
sont très-minces & se fait jour à travers l'épider-
me, qui tantôt tombe en petites écailles, tantôt
en poussière fine & blanche, ce qui produit la
dartre farineuse.

Quelle est la source de cette humeur âcre ? la
masse générale des fluides. Or, nous avons prouvé
ci-dessus, que toutes nos liqueurs viennent origi-
nairement du chyle. Je conclus de-là, que l'àcreté
de la lymphe est très-souvent, & presque toujours, une suite d'un mauvais chyle ; par consé-
quent, un remède propre à détruire la cause, c'est-
à-dire, à corriger l'altération primitive des sucs
nourriciers, fera nécessairement cesser la dépravation des autres fluides, qui n'en est que la
suite.

D'ailleurs, quelle preuve plus forte que les
faits ? L'expérience seule a droit de prononcer sur
l'effet des remèdes. Or, je puis assurer que cette
vertu de mon Eau est confirmée par une suite
très-longue de preuves très-décisives. Je pourrois
mettre sous les yeux de mes lecteurs, une liste
de plusieurs personnes de nom, que j'ai délivrées
de dartres invétérées par ce seul moyen ; mais
comme les personnes attaquées de cette cruelle
maladie méritent les plus grands égards, & que
je craindrois, en les nommant, de blesser leur

H ij

délicateffe, je ne rapporteaai que quelques Obfervations détaillées à la fuite defquelles je pla-
cerai les nom de quelques malades qui n'ont pas
exigé le fecret pour ce traitement.

LXXII.ᵉ OBSERVATION.

M. Leblanc étoit affligé de dartres aux mains
& aux doigts ; l'humeur étoit fi âcre qu'elle avoit
corrodé les ongles. Ses deux enfans avoient chacun un engorgement confidérable fous le menton.
Je priai MM. Andry & Thouret, Commiffaires,
qui m'avoient été donnés par la Société Royale
de Médecine, de vouloir bien conftater l'état de
ces trois malades. M. Poiffonnier Defperieres fe
joignit à eux ; ces Meffieurs qualifièrent d'humeur
froide l'engorgement du menton des enfans, &
de dartres vives la maladie du père. Je mis les
malades à l'ufage de mes Eaux coupées avec
du lait, je fis fomenter les dartres & les tumeurs
du menton avec cette même Eau ; & dans très-
peu de temps, ils furent entierement guéris.

Lettre de Madame Leblanc.

« Monfieur, vous pouvez prévenir, quand
» vous voudrez, les trois Médecins que vous
» avez amenés pour conftater l'état de mon mari
» & de mes enfans, qu'ils peuvent fe rendre
» chez moi. Mon mari n'a plus de dartres, &
» l'engorgement que mes enfans avoient fous le
» menton, a difparu, & ils jouiffent d'une bonne
» fanté. Cependant je fuivrai votre avis de leur
» faire continuer encore l'ufage de votre Eau :
» je vous prie de m'en envoyer, &c.

LXXIII.ᵉ OBSERVATION.

Louis Gazon, Caporal dans le Régiment d'A-
genois, en garnifon à l'Ifle de Rhé, avoit le corps
entiérement couvert de dartres : n'ayant pu être
guéri dans l'Ifle, le Médecin de l'Hôpital militaire
jugea à propos de l'envoyer dans fon pays. Ce
malade fe rendit à Lyon, fa patrie ; il fe réfugia
à l'Hôpital, il y fut traité de différentes manieres,
& même il paffa par les grands remedes, le tout
fans fuccès. Il vint à Paris, croyant y trouver des
fecours plus efficaces ; mais on refufa de le recevoir
dans les Hôpitaux. Ce malheureux fe trouva donc
dénué de tout fecours. Quand il me fut préfenté,
je priai Madame Neker de le faire recevoir dans
l'un de fes Hofpices ; mais je trouvai des obftacles
que je n'avois pas prévus. Cependant, Madame
Neker, dont l'humanité ne fe dément jamais, me
fit prier de me charger du foin de ce malade, &
elle m'affura qu'elle pourvoiroit à fa fubfiftance.
Je n'héfitai pas à l'entreprendre, & dans moins
d'un mois, toutes les croûtes dartreufes étoient
tombées. la fuppuration ceffa & le malade fut en
état de retourner à Lyon. Je lui confeillai de faire
ufage de mon remede encore pendant l'efpace
d'une couple de mois, afin d'achever de purifier
la maffe du fang ; il a fuivi mon confeil, & il m'a
marqué être guéri.

LXXIV.ᵉ OBSERVATION.

M. O-Keine, ancien Médecin des Armées du
Roi, & Médecin de l'Hôpital militaire de Philippeville, avoit trois enfans ; favoir, une fille
âgée de dix-fept ans, un garçon de quatorze ans,

& un autre de treize, attaqués tous les trois d'une dartre vive, dégénérée en teigne. Tous les remedes qu'il avoit employés, depuis dix ans que ces enfans étoient attaqués de ce mal, avoient été inutiles. Ce Médecin étant venu à Paris, y amena ses enfans Ayant entendu parler de mon remede pour les dartres, il me pria de les soigner. Avant de les entreprendre, je les fis voir à deux Médecins, Membres de la Société, **MM.** Andry & Thouret, & à M. Varé, Chirurgien habile. Ces trois Messieurs désespéroient de leur guérison; néanmoins le succès trompa leur attente, moyennant mon Eau stomachique mêlée avec du lait, quelques purgatifs légers & une pommade simple que je composai, pour attirer l'humeur en dehors, j'ai guéri radicalement ces trois malades. Ils jouissent depuis de la santé la plus parfaite. Je joins ici le certificat que ce Médecin m'engagea de prendre, à raison de cette cure.

« Nous, Docteurs en Médecine de l'Université
» de Montpellier, ancien Médecin des Camps
» & Armées du Roi, en Allemagne, ci-devant
» Médecin de l'Hôpital royal & militaire de
» Phalsbourg en Alsace, Médecin actuel de
» l'Hôpital royal & militaire de Philippeville en
» Hainault, Associé correspondant de la Société
» Royale des Sciences de Metz, &c. certifions
» que l'Eau stomachique de **M.** d'Acher, com-
» binée & mariée avec le lait, le régime & des
» purgatifs par intervalle, a remis mes trois
» enfans; une fille de dix-sept ans, mon fils aîné
» de quatorze, mon cadet de treize, d'une dartre
» vive, farineuse, dégénérée en espèce de teigne
» plutôt séche qu'humide, qu'ils avoient au

» fommet de la tête, & qu'ils avoient contractés
» à mon infçu , par le moyen d'une fervante qui
» fe peignoit avec les mêmes peignes qui fer-
» voient à peigner mes trois trois enfans, ayant
» ladite maladie cutanée , il y a environ dix ans,
» & pour laquelle maladie cutanée , je n'ai ofé
» rien faire, d'autant plus que toutes les fois
» que je voulois mettre en avant quelque remede
» plutôt favorable à la tranfpiration & à la
» dépuration du fang , qu'autre , leur vue s'af-
» foiblifloit, ce qui me faifoit craindre de frapper
» trop fort de la circonférence au centre, & par
» conféquent d'intéreffer notablement le cœur
» ou le cerveau & le poumon, d'où ftrictement
» dépend la vie. Affez Phyficien pour ne pas me
» laiffer entraîner à des préjugés groffiers ou
» frivoles; je rends affez de juftice à M. d'Acher,
» qui, fans aucun motif d'intérêt, a bien voulu
» s'intéreffer à mes enfans pour les guérir, n'y
» ayant que la force de la vérité qui doit être
» facrée chez les hommes, qui forme la bafe de
» mon aveu. J'avoue en même temps, que nombre
» de perfonnes avoient employés plufieurs re-
» mèdes fimples , & d'autres plus compofés où
» entroit le précipité rouge , fans fuccès, à la
» continuation defquels , je me fuis oppofé tou-
» tes les fois que j'ai eu le moindre foupçon
» d'empirer leur état. A Paris, ce 1.er Mars
» 1780 , & fcellé de mes armés. *Signé* O-KEINE ,
» Médecin de l'Hôpital Royal & militaire de
» Philippeville en Hainault ».

LXXV.e OBSERVATION.

Madame Martin , de Sceaux , étoit affligée

depuis long-temps d'une dartre à la tête, qui dégénéra en teigne, qui couvroit toute la tête. Un Médecin de cette capitale, la foignoit ; tous les remedes connus lui furent adminiftrés, & bien loin de diminuer fon mal, ils détruifoient fon eftomac & fa fanté ; fon teint étoit d'un jaune plombé, la teigne fit des progrès, & commençoit de gagner une partie du front. Le Médecin ne lui donna aucun efpoir de guérifon, & lui difoit que fa tête étoit couverte de petits vers qu'il appercevoit avec le microfcope. Ce fut dans cet état qu'on s'adreffa à moi ; je la mis à l'ufage de mon Eau, qu'elle compofa avec trois cuillerées d'Elixir ftomachique fur une pinte, & coupée enfuite avec moitié lait. Après huit à dix jours elle fut purgée avec les lavemens N.° 1, & je lui préparai une pommade pour ramollir la croûte, & attirer en dehors l'humeur dartreufe que l'Eau prife intérieurement y pouffoit. L'un & l'autre produifirent l'effet défiré. La malade étoit obligée de changer plufieurs fois par jour les linges qu'elle appliquoit fur fa tête, par la quantité d'humeur qui en fortoit. Elle vint me voir au bout d'un mois ; fa tête étoit nette, fes couleurs naturelles, & fon eftomac entièrement rétabli. Elle a continué pendant quatre mois l'ufage de mes Eaux avec du lait, & le régime que je lui ai prefcrit, & fa teigne a été guérie.

Une autre perfonne avoit le vifage couvert d'une dartre croûteufe, & fuppurante, qui la rendoit hideufe ; on ne pouvoit la voir qu'avec peine & dégoût. Je la trouvai chez moi en revenant de chez M. Vicq-d'Azyr, Secértaire de la Société Royale de Médecine, chez qui j'avois été relativement à mes Eaux ; j'exigeai d'elle qu'elle fut le voir avant de l'entreprendre , pour faire conftater fon état. Je lui remis une lettre pour ce Médecin ; mais fur le portrait que fon domeftique lui fit de cette fille, il ne fut pas curieux de la voir, & me la renvoya : je l'entrepris , & je l'ai guérie.

LXXVI.ᵉ OBSERVATION.

Le Valet-de-chambre de Madame Blondel, qui étoit attaqué de la poitrine, & fort fec, avoit une toux féche, des dartres au vifage & fur le corps, a été également guéri.

LXXVII.ᵉ OBSERVATION,

M. l'Abbé de ***, qui me fut adreffé par M. l'Abbé Folcher, Prédicateur du Roi, étant affligé depuis vingt-deux ans d'une dartre qui lui couvroit tout le vifage jufqu'aux oreilles & au menton. Il avoit confulté d'habiles Médecins, & fait tous les remedes connus, fans en éprouver le moindre fuccès ; je le mis à l'ufage de mon Eau coupée avec du lait, qui n'avoit jamais pu paffer , & que mes Eaux lui firent digérer parfaitement. Je lui fis mettre fur le vifage, qui étoit bouffi, des linges trempés avec mon Eau coupée avec du lait. Il avoit foin d'humecter ces linges à proportion qu'ils féchoient. Elle attira l'humeur qui étoit repercutée , ôta dans peu de jours l'inflammation & l'enflure. Les croûtes difparurent entièrement, & dans moins de deux mois, il ne refta pas le moindre veftige des dartres fur le vifage. Il continua néanmoins l'ufage de mon Eau, pour achever de purifier la maffe du fang, & rétablir l'eftomac, que les divers remèdes avoient entièrement délabré.

LXXVIII.ᵉ OBSERVATION.

M. Perrier étoit cruellement affligé de dartres par tout le corps, à la réferve du vifage; les jambes, les cuiffes & les pieds étoient enflés & couverts d'une croûte d'où fortoit fans ceffe une matière fort âcre; ils étoient d'une couleur violette, tirant fur le noir; on eût dit que ces parties étoient gangrenées. Il ne marchoit qu'avec peine. Les divers traitemens qu'on avoit employés depuis dix-huit mois, au lieu d'avoir diminué fon mal, n'avoient fait que l'augmenter. Il en étoit de même de fes bras & de fes mains. Ce fut dans cet état qu'il s'adreffa à moi; je lui fis prendre de mes Eaux coupées avec du lait & une décoction de feuilles de noyer; je lui fis envelopper les jambes, les cuiffes & les mains dans des linges trempés avec mes Eaux coupées avec égale quantité de lait. Elles commencèrent d'attirer l'humeur qui s'étoit répercutée, & pendant cinq à fix jours, il fortit une fi grande quantité de matières de toutes ces parties, qu'il étoit obligé de changer de linge cinq à fix fois par jour. Les pieds, les jambes, les cuiffes commencèrent à fe défenfler. Ses mains & fes bras ne tardèrent pas à l'être. L'inflammation ceffa, & dans moins d'un mois, les croûtes & la fuppuration des mains, des bras, de la tête & des cuiffes, difparurent entièrement. La chair des ulcères devint vermeille; toute la fuppuration fut portée vers les jambes; elle a diminué de jour en jour & dans moins de six mois, le malade a été guéri.

LXXIX.ᵉ OBSERVATION.

M. Dujon, Chevalier de Saint-Louis, Capitaine de Vaiſſeau du Roi, étoit couvert de dartres, & avoit en outre un eſtomac entièrement délabré : tous les remèdes qu'il avoit employés, avoient été juſqu'alors infructueux ; pour dernière reſſource, il s'adreſſa à moi. Voici ce qu'il me marque, par ſa lettre du 20 Décembre 1783.

« Si j'ai reſté ſi long-temps à vous donner de
» mes nouvelles, c'eſt que j'ai été obligé de faire
» un petit voyage qui m'a fait interrompre mon
» régime. Je n'ai pris que la moitié des Eaux du
» dernier envoi ; je réſerve l'autre moitié pour
» le printemps. Je continuerai le régime indiqué,
» dont je me ſuis très-bien trouvé. J'ai le teint
» net, & la ſanté des meilleures. Que d'obliga-
» tions ne vous ai-je pas, Monſieur, du réta-
» bliſſement d'une ſanté, délabrée par des fatigues
» pénibles que j'ai ſouffert dans mon ſervice de
» mer & par des remèdes que j'ai employés ! Re-
» cevez mes remercîmens : je voudrois être aſſez
» riche pour vous témoigner plus généreuſement
» ma reconnoiſſance ; mais la fortune me borne
» à vous faire paſſer le montant de vos envois.
» Il ſeroit heureux que votre Elixir ne fût pas
» perdu pour les Humains ! Je penſe trop bien
» ſur votre compte, pour croire qu'à la fin de
» votre carriere vous priviez vos Concitoyens

» d'un fpécifique fi fouverain. Soyez bien per-
» fuadé de la véritable eftime & reconnoiffance
» avec lefquelles j'ai l'honneur d'etre, &c. ».

Signé, DUJON, ancien Capitaine de Vaiffeau du Roi.

Du Château de Beaufe, le 20 Décembre 1783.

LXXX.ᵉ OBSERVATION.

M. Rodier de Florac étoit dans le même état que le malade ci-deffus, & avoit fait, fans le moindre fuccès, tous les remèdes poffibles. Voici ce qu'il me marque, par fa lettre du 24 Avril 1783.

« Enfin, par l'ufage de vos Eaux, je me trouve
» radicalement guéri. Je n'éprouve plus de dé-
» mangeaifons : les dartres ont entièrement dif-
» paru. Je fuis au quinzième bain. Comme je
» fuis à la fin de mes bouteilles d'Elixir, je vous
» prie de m'en envoyer deux, le plutôt poffible.
» Je crois que fans votre remède, je ne ferois
» jamais guéri. Il ne m'a jamais incommodé : je
» jouis au contraire de la meilleure fanté. Vous
» pouvez faire voir ma lettre à tous ceux que
» vous jugerez à propos. Mes amis, qui font at-
» taqués de la même maladie, & qui ont fait au-
» tant de remèdes que moi pour la guérir, font
» aux eaux ; à leur retour, je les exhorterai à fe
» mettre entre vos mains.

» J'ai l'honneur d'être, &c. ».

Signé, RODIER.

LXXXI.ᵉ OBSERVATION.

M. Benard, Penfionnaire du Roi, de Blénol, âgé de quatre-vingt ans, étoit attaqué de dartres, encore plus que les malades précédens. Voici ce qu'il me marque, par fa lettre du 14 Août 1783.

« Je continue vos Eaux avec le plus grand
» fuccès. Comme je fuis à leur fin, je vous prie
» de m'en envoyer encore quatre bouteilles, &
» d'y en joindre deux pour des Dames des en-
» virons, qui defirent en faire ufage, fur la ré-
» putation qu'elles ont acquifes, tant par les bons
» effets qu'elles ont produit, que par celui qu'en
» ont éprouvé ceux qui ont fait ufage des deux
» bouteilles que j'ai remis à deux perfonnes at-
» taquées de maux d'eftomac, & qui en ont cédé
» une petite partie à une Dame, incommodée
» depuis quatre mois d'un dévoiement qui réfiftoit
» à tous les remèdes ; elle a été guérie avec moins
» d'une demi-bouteille. Ma femme, attaquée de-
» puis long-temps d'une pituite qui la deffèche,
» par une expectoration forcée, a pris le parti,
» malgré le fentiment de fon Médecin, qui lui
» faifoit prendre des boiffons peu falutaires, de
» fe ranger à mon avis, en faifant ufage de votre
» Eau ftomachique. Depuis près d'un mois, elle
» commence à fe bien trouver.

» Pour moi, Monfieur, à l'exception de mes
» jambes, tout le refte du corps eft diffipé ; cuiffes,
» dos, ventre, col & tête, font entièrement dé-
» gagés ; il y en a feulement fur les jambes, avec
» fuppuration, ce qui m'oblige à continuer les
» linges imbibés dans l'Eau ftomachique & du

» lait, comme eſt ma boiſſon. Cependant j'apper-
» çois tous les jours une diminution d'enflure &
» des douleurs que j'éprouvois : j'eſpère en être
» quitte avant la Touſſaints.

» J'ai l'honneur d'être, &c. »

Signé, BENARD.

LXXXII.ᶜ OBSERVATION.

MM. . . . . freres, étoient l'un & l'autre affligés
de la ladrerie, qu'ils tenoient de leurs nourrices ;
leur peau étoit de la couleur de celle d'éléphant,
fort rude : tous les remèdes qu'on leur avoit adminiſtrés, avoient été ſans ſuccès. Ils s'adreſſèrent à
moi ; je leur preſcrivis mes Eaux, compoſées
avec trois cuillerées d'Elixir ſur une pinte d'eau
commune ou de tiſane, faite avec deux feuilles
de noyer, & coupée enſuite avec égale quantité
de lait, & de boire tous les matins trois ou quatre
verres de ce mélange, & un de même le ſoir en
ſe couchant, & de ſe purger tous les 4 à 5 jours,
ſoit avec le lavement purgatif N.º 1, ou avec la
purgation N.º 2. Après dix à douze jours de ce régime, je leur fis étuver une partie du corps, matin
& ſoir, avec l'eau pour topique, deſtinée à cet
uſage : ils commencèrent par le viſage, les mains,
les jambes & les cuiſſes ; lorſque l'eau de ce topique
étoit ſéchée, ils enveloppoient ces dernieres parties d'un linge mouillé avec un mélange, compoſé de
trois parties de l'Eau ſtomachique, préparée avec
quatre cuillerées d'Elixir ſur une pinte d'eau, &
une quatrième partie de lait ou d'une infuſion de
fleurs de mauve ; ce mélange doit être tiède. Au

bout de trois femaines ou un mois, la peau de ces parties, qui étoit fort épaiffe, & dont tout le corps étoit couvert, commença à fe diffiper & tomber en farine ; quelques parties du bras, quoiqu'on n'y eût pas encore employé le topique, commençoient à fe nettoyer auffi. Ils fuivirent la même méthode pour le refte du corps ; & dans deux mois ou environ, cette peau qui s'étoit formée, tomba en farine, & la feconde reprit fa couleur naturelle. Ils ont continué, pendant fept à huit mois, l'ufage des Eaux, avec le régime prefcrit, & ont été guéris. J'obferve qu'ils ont pris beaucoup de bains.

LXXXIII.e OBSERVATION.

M. Leger, Curé de Montoillot, étoit affligé, depuis vingt ans, d'une dartre croûteufe, qui lui couvroit depuis la cuiffe jufqu'au-deffus du ventre, des reins. Tous les remèdes connus lui avoient été adminiftrés fans aucun fuccès. Il étoit en outre attaqué de l'afthme ; fes accès étoient fi forts, que M. fon frere, réfidant en cette Capitale, qui vint me confulter, m'affura que plufieurs fois on avoit cru le voir périr, par la violence de l'accès, le Médecin qu'on avoit appellé ne pouvant lui donner aucun fecours. Voici ce qu'il marque à fon frere, par fa lettre du 12 Mai 1784.

« Je croyois qu'au renouvellement du prin-
» temps l'humeur dartreufe fe réveilleroit, & que
» j'éprouverois des démangeaifons plus fortes que
» celles dont je vous ai parlé ; point du tout, les
» démangeaifons ont été jufqu'à ce jour très-peu
» de chofe ; & qui plus eft, je n'en reffens plus.

» Je prends, à bâtons rompus, & quelquefois
» en me couchant, des Eaux de M. d'Acher,
» que je vais recommencer, avec la tifane de
» feuilles de noyer, que je couperai, comme à
» l'ordinaire, avec du lait ou de l'eau d'orge. J'ai
» fait ufage auffi de fa pommade, pour cette
» dartre qui avoit reparu pendant l'hiver, & qui
» ne laiffoit pas de m'inquiéter ; il n'en eft plus
» queftion. Ainfi, j'ai la plus grande efpérance
» d'être guéri, fans retour, de toute efpèce de
» dartre ; & ce fera l'année prochaine, dans ce
» temps-ci, que je pourrai vous en parler favam-
» ment. Si ce miracle a lieu, comme je l'efpère,
» j'en rendrai bien des graces au Spécifique de
» M. d'Acher, à qui je vous prie de dire bien des
» chofes reconnoiffantes de ma part.

» Quant à l'afthme, j'en ai éprouvé quelques
» accès ; mais ces accès ne font point compa-
» rables à ceux dont vous avez été témoin, quoi-
» que je ne puiffe encore parler de guérifon à
» cet égard ; mais il y a un grand foulagement,
» que je dois aux Eaux de M. d'Acher, à qui
» j'écrirai un mois après que je les aurai recom-
» mencées, & lui témoignerai toute ma recon-
» noiffance ».

M. le Curé avoit joint à l'ufage de mes Eaux,
des bains, préparés avec une bouteille de mes
Eaux deftinées pour bains, & faifoit bouillir,
dans l'eau qui fervoit à chauffer célle du bain,
quarante à cinquante feuilles de noyer : chaque
bain ainfi préparé lui fervoit pour deux fois.

LXXXIVe

LXXXIV.e OBSERVATION.

M. le Curé de Bignan me demanda, à titre de charité, de mes Eaux pour une jeune fille, pauvre, âgée de quatorze ans, couverte de dartres depuis les pieds jufqu'à la tête, & à laquelle, par méprife, le Chirurgien fit prendre, dans dix jours, cinq bouteilles 'd'Elixir, qui ne devoient être employées que dans cinq à fix mois. Voici ce qu'il me marque, par fa lettre du 19 Décembre 1783.

« Je vous annonçois, avec le plus grand plai-
» fir, par ma derniere lettre, le fuccès prefque
» entier de vos Eaux anti-dartreufes fur la jeune
» fille pauvre, à qui vous aviez eu la charité de
» les envoyer, couverte depuis les pieds jufqu'à
» la tête, d'une dartre enflammée, qui formoit
» une croûte de deux à trois lignes d'épaiffeur ;
» fa fituation étoit telle, qu'il n'eft pas, je crois,
» poffible d'en voir de plus affreufe. Cette dartre
» s étendoit jufques fur le vifage & fur les mains.
» Cette pauvre fille infpiroit tant d'horreur ,
» qu'elle ne trouvoit pas à fe gager chez qui que
» ce foit.

» Le premier envoi de vos Eaux n'ayant pas
» été bien adminiftré , faute d'avoir bien entendu
» votre lettre & votre avis imprimé , n'a eu qu'un
» léger fuccès ; mais ce qu'il y a d'heureux , c'eft
» qu'il n'y ait eu aucune fuite fâcheufe. Cette jeune
» fille but dans dix jours les cinq bouteilles d'E-
» lixir, mêlé avec égale portion de lait, fans avoir
» reffenti alors, ni après, aucune incommodité ;

I

» ce qui prouve que vos Eaux ne contiennent
» rien de nuisible, comme vous l'assurez (1).

» Le second envoi ayant été administré, sui-
» vant votre ordonnance, a eu un très-grand
» effet ; les dartres ont tombé généralement de
» dessus tout le corps ; la peau a repris sa fraî-
» cheur naturelle ; il ne paroît que quelques pe-
» tites rougeurs sur les jambes & avant-bras, &
» les démangeaisons se font à peine sentir. Je vous
» prie de m'en envoyer quelques bouteilles pour
» terminer la cure.

» J'ai l'honneur d'être, &c.

Signé, NOURRY, Recteur de Bignan.

LXXXV.e OBSERVATION.

M. Madoré, Curé de Saint-Christophe, à Vatan,
étoit affligé, depuis long-temps, d'une dartre, qui
lui couvroit tout le visage, jusqu'au cou & derrière les oreilles ; son estomac étoit entièrement
ruiné & ne faisoit presque plus ses fonctions ; sa
poitrine très-affectée. Tous les remèdes, prescrits
par les Médecins les plus habiles, & le régime
le plus exact, n'avoient pu lui procurer la guérison, ni aucun soulagement à l'estomac. On lui

---

(1) Cette expérience est une preuve sans replique, que
l'Elixir du sieur d'Acher ne contient point du sublimé corrosif, comme des esprits mal intentionnés l'ont insinué,
pour décrier entièrement ces Eaux. Au surplus, rien de
plus aisé à chacun de s'en convaincre ; le sublimé corrosif,
dissous dans l'eau, noircit l'argent, le cuivre, & le corrode ;
effet que ne produit pas l'Eau d'Acher.

ordonna les eaux de Chateldon, qu'il fit fuccéder aux remèdes ; mais le tout fut fans fuccès. Il s'adreffa, pour dernière reffource, à moi ; mes Eaux, que je lui fis prendre, de la même manière qu'il eft prefcrit au traitement des dartres, l'ont entièrement délivré de cette cruelle maladie, lui ont rétabli les fonctions de l'eftomac, & ôté les maux de poitrine, qu'il éprouvoit, ainfi qu'il me le marque, par fa lettre du 5 Août 1784.

Il me marque auffi avoir guéri la Domeftique de M. Dubois, Chanoine de Saint-Laurent, d'une dureté au-deffous du menton, & des boutons qui lui occafionnoient des chaleurs infupportables au vifage, & le lui rendoit très-douloureux ; que tous les remèdes qu'on lui avoit adminiftrés pour diffoudre cette dureté, avoient été fans fuccès ; que l'ufage de mes Eaux, pendant trois mois, l'avoit fait difparoître & guéri d'une dartre & d'une migraine affreufe, dont elle ne s'eft plus reffentie depuis l'ufage de mes Eaux.

LXXXVIe. OBSERVATION.

Un particulier avoit le vifage couvert d'une dartre qui s'étendoit jufqu'aux oreilles & au menton, & qui rendoit continuellement une humeur qui lui rendoit fon mal infupportable ; il avoit employé tous les remèdes connus, fans aucun fuccès ; le Frere Cofme me l'adreffa ; je le mis à l'ufage de l'Eau anti-dartreufe, coupée avec du lait, & dans trois ou quatre mois il en fut entièrement délivré.

LXXXVII.ᵉ OBSERVATION.

Un ancien Coureur de M. le Prince de Naſſau, avoit le viſage couvert de petits boutons purulens; je l'engageai à voir MM. Andry & Thouret, que la Société royale de Médecine avoit nommés Commiſſaires, pour examiner les effets de mon remede; ſon état étant conſtaté par ces Meſſieurs, je lui en preſcrivis l'uſage, & par ce ſeul moyen, dans trois ou quatre mois, il fut entièrement guéri.

J'obſerve que l'Eau antidartreuſe que j'ai employée chez tous ces Malades, étoit compoſée de deux onces d'Elixir, ſur une pinte d'eau commune. C'eſt ainſi que je la donne toute préparée dans cette Capitale, à 30 ſols la boüteille. J'ai qualifié l'Eau pure d'Elixir, pour la diſtinguer de la précédente, & pour éviter toute équivoque.

DEPUIS que mon amour pour l'humanité m'a engagé à annoncer, par la voie des papiers publics, mon ſpécifique contre les dartres, la teigne & les autres maladies cutanées, j'ai traité, tant dans cette Capitale que dans les Provinces, plus de cinq cents perſonnes de tout ſexe, de tout âge & de toutes les conditions, affligées de cette cruelle maladie. Elles avoient épuiſé tous les ſecours connus; pluſieurs avoient été dirigées par des Médecins célèbres. Fatiguées du peu de ſuccès de leurs ſoins, elles s'étoient enfin determinées à eſſayer mon remede comme dernière reſſource. Tous ces malades ont été agréablement ſurpris, lorſqu'après un mois de traitement, ils ont éprouvé un ſoulagement inattendu. Dans l'efpace d'environ deux mois, les dartres qui fubfiftoient depuis vingt, trente ou quarante ans, celles même qui venoient de naiffance, difparoiffoient à vue d'œil; il ne falloit pas un fuccès moins évident pour infpirer à ces malades la plus grande confiance en mon remede.

Au refte, comme la différence d'âge, de fexe & de tempérament demande des variations dans l'abminiftration de l'Eau ftomachique & anti-dartreufe: j'ai foin de me faire inftruire exactement de toutes ces circonftances : d'après cette connoiffance j'indique à chaque malade la dofe d'Elixir qu'il doit mettre dans l'eau qu'il compofera pour fon ufage; je lui prefcris le régime qui convient à fon état. Inftruit par une longue expérience , & familiarifé avec un remede auffi fimple qu'efficace, j'ai eu la fatisfaction de guérir tous ceux que j'ai entrepris & qui ont eu la conftance de le continuer pendant le temps néceffaire. Non content de traiter gratuitement tous les indigens qui ont recours à mes foins, j'envoie fréquemment de mon fpécifique à des Curés qui m'en demandent pour les pauvres de leurs paroiffes attaqués de cette maladie; plufieurs Médecins même, après avoir épuifé toutes les reffources de leur art, fe font adreffés à moi; quelques-uns convaincus par leur propre expérience de l'efficacité de mon remede, en ont pris eux-mêmes pour fe délivrer de cette maladie rebelle. Après des fuccès auffi multipliés & auffi conftans , je penfe qu'il doit m'être permis d'annoncer mon Remede comme un vrai fpécifique.

*Manière d'employer l'Eau stomachique
& dépurative, pour le traitement des
Dartres, & le régime à observer pendant
ce traitement.*

ON a vu, ci-dessus, que j'ai donné le nom
d'*Elixir* à l'Eau stomachique pure. Cela posé,
pour préparer l'Eau dépurative, on mêle une
once & demie d'Elixir, ou deux onces, (ce qui
fait trois ou quatre cuillerées à bouche) avec
deux livres d'eau commune, bien claire : la moitié de la dose suffit pour les enfans. Lorsqu'on
veut faire usage de cette Eau, on y ajoute partie
égale de lait de vache ou de chevre, ou bien égale
quantité de tisane de racine de guimauve, ou
d'eau d'orge, ou quelqu'autre, analogue ; le lait
mérite la préférence.

L'on prend, tous les matins, trois ou quatre
bons verres de ce mélange, à une heure ou environ de distance l'un de l'autre, & un verre le
soir en se couchant. Les personnes qui ont l'habitude de déjeûner, ne sont pas obligées de s'en
priver, pourvu que ce soit demi-heure après le
second ou troisieme verre ; on peut encore, si
l'on veut, tremper un morceau de pain dans ce
second ou troisieme verre, & boire le dernier
par dessus.

Par un nombre infini d'expériences, j'ai ob-
servé, & plusieurs Médecins comme moi, que
la tisane, faite avec deux feuilles de noyer, ou
trois, si elles sont petites, que l'on fait bouillir,

pendant douze à quinze minutes, dans une pinte
ou deux livres d'eau, dans laquelle on met la dofe
d'Elixir ordinaire, eft préférable à l'eau fimple;
on coupe enfuite cette tifane, ainfi préparée,
avec parties égales de lait, avant les repas, & avec
de l'eau, après les repas; on met, dans chaque
verre que l'on prend, du fucre à fon goût.

La tifane de feuilles de noyer entretient la liberté du ventre à ceux qui font refferrés, & ac-
célere la guérifon: on en fait fa boiffon ordinaire
à fes repas, en la faifant plus légere; alors une
feuille de noyer fuffit fur une pinte d'eau, & on
n'y met pas d'Elixir; on la rougit avec du vin:
on peut faire ufage de la bierre, elle eft préférable au vin.

Les perfonnes qui font affligées de cette maladie, je veux dire des dartres, doivent faire provifion de feuilles de noyer dans la faifon pour
l'hiver, & les faire fécher à l'ombre, en petits
paquets.

A défaut de feuilles de noyer, l'on peut faire
ufage du bois de gayac en poudre, ou de la tige
de la douce amere. On fait bouillir un gros de l'un
ou de l'autre, pendant douze à quinze minutes,
dans une pinte d'eau; l'on y met la dofe prefcrite
d'Elixir ftomachique, & on la coupe avec moitié
lait; mais, d'après les expériences réitérées, la
feuille de noyer a été reconnue pour produire le
meilleur effet: elle mérite la préférence fur toute
autre plante ou écorce dont on s'étoit fervi jufqu'à
préfent pour le traitement de cette maladie.

Dans l'intervalle du dîner au fouper, & lorfque
la digeftion eft faite, l'on peut boire quelques
verres d'une infufion de chicorée, ou de tifane

faite avec la racine de patience ou de scabieuse, au choix du malade.

Dans le commencement du traitement, & surtout si les dartres sont considérables & invétérées, il faut avoir le soin de se purger tous les quatre à cinq jours avec les lavemens purgatifs du N.° 1, ou avec les purgations des N.os 2 ou 3, ou avec les pilules de Beloste, si l'on en a déjà fait usage, & si l'on s'en est bien trouvé, ou avec demi-gros de jalap, demi-gros de créme de tartre, le tout en poudre & en bol : chacun pourra adopter la purgation qui lui aura réussi le mieux, & la plus analogue à son tempérament. Il est absolument nécessaire d'évacuer l'humeur que les Eaux, prises intérieurement, mettent en mouvement.

Lorsqu'il se trouve à l'estomac ou à la poitrine quelque levain du vice dartreux, l'action de mes Eaux, sur cette humeur, occasionne à l'une des parties où il se trouve de la chaleur ; pour la calmer, il faut prendre alors quelques lavemens à l'eau, & supprimer, pour quelques jours, les feuilles de noyer, ou en faire la tisane plus légere ; n'en mettre, par exemple, qu'une feuille, & supprimer cette boisson dans les repas. On doit suivre la méme marche pour le bois de gayac & la douce amere, &c.

On fomente, matin & soir, la dartre avec l'Eau stomachique, composée de deux onces d'Elixir, sur une pinte d'eau commune ; lorsqu'on veut s'en servir, on y ajoute un tiers de lait ou d'eau d'orge, ou d'une infusion de fleurs de mauve ; on fait tiédir ce mélange, dans lequel on trempe des compresses, qu'on tient sur les dartres aussi long-temps qu'il est possible, & qu'on a soin d'humec-

ter à proportion qu'elles féchent, & cela lorfque
les dartres font placées à des endroits où on le
peut commodément.

Les perfonnes dont l'eftomac eft dérangé, &
dont la digeftion eft laborieufe, en prendront un
verre, mêlé avec de l'eau commune, après chaque
repas ; on y met un peu de fucre.

Les malades fe contenteront des alimens les
plus fimples, les plus doux & les plus légers, tels
que les viandes blanches, bouillies ou rôties, des
légumes, principalement le foir, ou des foupes
au lait. Pour tenir lieu de fouper, on pourra
prendre quelques taffes de lait, auxquelles on
ajoutera une cuillerée à café d'Elixir ftomachique
& un peu de fucre, & dans lefquelles on trempera
quelques morceaux de pain. On doit fe priver
avec foin de tous les alimens de haut goût, des
viandes & poiffons falés, & des liqueurs fortes :
on peut cependant boire un peu de vin, pourvu
qu'il foit bien trempé. Les fruits fondans & bien
mûrs ne font pas contraires au traitement de cette
maladie, non plus que la falade de creffon de
fontaine ; on y met peu de fel & de vinaigre.

Les perfonnes dont le genre nerveux eft très-
fenfible, ajouteront une cuillerée ou deux d'eau
de fleur d'orange à chaque bouteille d'Eau ftomachique qu'ils compoferont.

Après quinze jours de l'ufage des Eaux, on
prendra des bains de la maniere fuivante : on fera
bouillir, dans l'eau qui fervira à chauffer celle du
bain, quarante à cinquante feuilles de noyer ;
quand l'eau du bain fera au degré de la chaleur
naturelle, l'on y verfera, en s'y mettant, une
bouteille de l'eau deftinée pour bains ; une demi-

bouteille fuffira pour les tempéramens foibles ; on aura foin de bien mêler le tout : on reftera dans ce bain une heure & demie, ou plus fi l'on peut, & l'on y boira deux ou trois gobelets de l'Eau ftomachique, coupée avec le lait : au fortir du bain, on fe mettra au lit pendant une heure, pour entretenir la tranfpiration ; l'on pourra y boire le dernier verre. L'on prendra le bain à fix ou fept heures du matin. Le méme bain, en faifant réchauffer l'eau, pourra fervir pour le foir : on le prendra à fept heures, & l'on fe couchera. L'on fera un léger fouper, ou bien l'on prendra de l'Eau ftomachique avec du lait, dans lequel on pourra tremper un peu de pain. Dix à douze bains de fuite fuffiront, obfervant de fe purger avant de commencer les bains, à moitié, & à la fin, & on continuera enfuite les Eaux à l'ordinaire.

Ces bains attireront l'humeur dartreufe en-dehors, & accéléreront la guérifon des dartres. Ces bains préparés, n'interdifent pas ceux d'eau fimple, qui font très-falutaires ; on fera même très-bien d'en prendre deux avant de commencer ceux-là.

Si on manque de feuilles de noyer pour le bain, on pourra y fubftituer deux poignées de douce amère, ou quatre onces de bois de gayac en poudre, groffièrement pilé.

Lorfque les dartres font placées au fondement ou aux parties, on leur fait prendre, trois ou quatre jours après avoir commencé les Eaux, des bains de vapeurs, comme il fuit : l'on fait bouillir, dans cinq à fix pintes d'eau, ou plus, dix à douze feuilles de noyer ; à défaut, demi-poignée de la tige de la douce amère, ou deux

onces de bois de gayac ; on met cette eau bouillante dans un vafe, placé dans une chaife percée ;
l'on y joint alors, à raifon d'une cuillerée par
pinte, de l'Eau étiquetée *pour bains*, & l'on fe
place deffus pour faire recevoir la vapeur à ces
parties ; l'on y refte une heure, ou plus. Lorfque
cette eau fera fupportable, l'on en mettra dans
un bidet, & l'on en fera prendre un bain à ces
mêmes parties, qu'on aura foin de frotter pendant
le bain, pour faire fortir l'humeur en-dehors.
Après le bain, l'on mettra, s'il eft poffible, fur
ces parties un linge mouillé avec la même eau ;
celle qui reftera, pourra fervir le foir pour un
fecond bain, en la faifant chauffer de nouveau : il
faudra la laiffer dans des vafes de terre ou de
faïance. L'on peut encore, afin que tout le corps
fe reffente de ce bain, placer le chauderon entre
les deux jambes, & fe tenir debout, appuyé fur
un fauteuil, & couvrir fon corps d'un drap &
d'une couverture qui aille jufqu'à terre. Comme
ce bain procure une forte tranfpiration, il faut
avoir le foin de bien fermer l'appartement ; & au
fortir de ce bain, fe mettre dans un lit bien chaud,
pour entretenir la tranfpiration. Lorfqu'on fe
fert du chaudron, on aura l'attention de mettre autour du bord une ferviette arrondie, crainte de fe
brûler les jambes, qu'on pourroit, par inatten-
tion, approcher du bord, ou en entourer fes
jambes.

Je compofe une *autre Eau*, qui a la propriété
d'appaifer plus promptement les démangeaifons
incommodes des dartres, & d'attirer l'humeur en-
dehors. Il réfulte de cette action que la quantité & l'étendue des dartres, la cuiffon &

l'irritation de la partie, augmentent d'abord, en raifon de l'acrimonie & de l'abondance de l'humeur attirée. On modère l'action de cette eau, quand la cuiffon ou l'irritation qu'elle occafionne eft trop forte, en y mêlant le quart ou le tiers d'eau commune. Il fe forme des croùtes qui fèchent & qui tombent d'elles-mêmes, auffi-tôt que toute l'humeur ceffe d'aborder à la partie.

On ne doit employer cette eau que douze à quinze jours après avoir commencé l'ufage de l'Eau ftomachique & s'être purgé ; alors on fomente matin & foir légérement les dartres avec. Lorfque ce topique eft féché, on applique de nouveau des linges imbibés d'Eau ftomachique & du tiers de lait, ou d'une infufion de fleurs de mauve, ce qui adoucit l'humeur dartreufe, ramollit les croûtes, & les fait tomber plus aifément.

On abandonne l'ufage de ce premier topique auffi-tôt que les démangeaifons font appaifées, & que les dartres ont difparu ; on le difcontinue même pour quelques jours, s'il occafionne une trop grande irritation ou enflure à la partie, & on continue d'y appliquer des compreffes, trempées dans l'Eau ftomachique & le lait ; elle calme auffi-tôt l'irritation, & ôte l'enflure.

Je compofe également une pommade qui a la même vertu que l'eau pour topique, mais qui eft plus douce dans fes effets. On peut la préférer pour les dartres croûteufes, pour celles qui font placées au fondement & aux parties. On frotte bien les dartres avec cette pommade, matin & foir, & l'on y applique enfuite un linge, trempé dans l'Eau ftomachique & le lait. Si les dartres font placées fur la tête, ou que ce foit la teigne, l'on en ufe de même ; l'on met une feuille de chou par deffus. Il faut avoir le foin de fe faire rafer fouvent la tête, & de faire tomber les croûtes, fi elles font trop épaiffes, avec le dos du peigne, après quelques jours de l'ufage de la pommade, & de tenir cette partie bien propre jufqu'à parfaite guérifon. Si la pommade n'étoit pas affez active, on feroit ufage de l'Eau pour topique.

Lorfque les dartres ne forment fur la peau que des taches de rouffeur, on les étuve légèrement, en fe fervant de l'Eau pour topique. Lorfque l'humeur dartreufe eft attirée en-dehors, & qu'elle n'exifte plus fur cette partie, la peau devient rouge ; il faut alors difcontinuer l'ufage de cette Eau, dont un plus long ufage irriteroit cette partie, & n'y mettre que des linges, imbibés avec l'Eau ftomachique & le lait, pour rendre à la peau fa foupleffe & fa couleur naturelle.

Lorfqu'après l'entière difparition des dartres fur les parties qui en étoient affectées, il y furvient une nouvelle démangeaifon, qui annonce la préfence de l'humeur fur cette partie, il faut réitérer, avec le topique, la même opération ci-devant prefcrite, pour attirer en-dehors l'humeur, qu'il faut empêcher de féjourner fur la partie.

Pour affurer la guérifon de cette fâcheufe maladie, & en prévenir le retour, il faut continuer l'ufage interne de l'Eau ftomachique avec le lait, encore quelque temps après la difparition totale des dartres, pour achever de purifier les humeurs, de détruire l'âcreté & le germe de cette maladie : on diminue la quantité des verres, & on fe purge tous les mois ; ceux qui ne prendront pas ces précautions, & chez qui le vice dartreux n'aura pas été entièrement détruit, courent rifque, par les progrès qu'il fait peu-à-peu dans le corps, de voir reparoître cette humeur prefque avec la même violence qu'avant le traitement. J'ai vu nombre de perfonnes qui n'ont pas voulu fuivre mes avis dans ce cas, s'en repentir. Je préviens, d'après mes obfervations, qu'on ne peut fe flatter d'une guérifon radicale, que lorfqu'il ne revient aucune dartre dans la faifon où elles avoient coutume de paroître.

Au refte, comme ce n'eft pas les topiques qui guériffent, qu'ils ne font qu'un moyen auxiliaire, chacun eft libre d'en faire ufage ou non; ils accélèreront la guérifon, & détruifent le vice local. Il n'eft pas à craindre qu'ils répercutent les dartres. Ils ne font aucune impreffion fur la partie, lorfque l'humeur dartreufe eft expulfée; ils n'agiffent que fur cette humeur, fans attaquer la peau.

Quand mon Eau n'auroit que la feule propriété de guérir radicalement les dartres, je penfe que je ferois affez fondé à regarder ma découverte comme très-intéreffante; perfonne n'ignore combien cette maladie eft incommode & défagréable, fur-tout quand elle attaque le vifage; on fait auffi combien elle eft dangereufe quand elle eft traitée mal-à-propos. N'avons-nous pas tous les jours fous les yeux des exemples funeftes des ravages produits par une humeur dartreufe repercutée? Mais l'efficacité de mes Eaux ne fe borne point à cette maladie; l'on a vu ci-deffus le grand nombre de circonftances où on peut l'employer avec le plus grand fuccès. Je n'ai cependant pas fait mention de tous les cas où fon ufage eft falutaire. Je m'en fers très-utilement dans toutes les espèces de maladies, soit chroniques ou aiguës, pour aider l'action des remedes ordinaires, &, principalement dans les convalescences, pour prévenir les rechûtes : ses avantages, dans ce dernier cas, sont incontestables.

Tout le monde sait que, pendant le cours de toute espèce de maladie, les fonctions de l'estomac sont plus ou moins dérangées. Il se forme donc une certaine quantité de mauvais sucs, qui, en passant dans les secondes voies, s'opposent au parfait rétablissement de la santé, ou produisent une rechûte. C'est pour cela que les Praticiens ne négligent jamais de nettoyer les premières voies à la fin des maladies, sans quoi les malades portent la peine de leur négligence ; mais les évacuations réitérées sont ordinairement insuffisantes. Ce n'est pas assez d'avoir balayé les mauvais sucs contenus dans les premières voies, il faut encore rendre les organes propres à en former de bons. C'est cette indication que remplit mon Eau, en qualité de stomachique.

Je ne finirois pas, si je voulois citer tous les cas de cette espèce où je m'en suis servi utilement ; après ce que j'ai dit ci-dessus, il me paroît superflu de m'étendre d'avantage sur ses vertus : je n'ajouterai qu'un seul mot sur la dose la plus ordinaire, & la manière de s'en servir.

Je donne mon Eau pour boisson ordinaire à mes malades, à la place de tisane, composée depuis deux jusqu'à quatre cuillerées d'Elixir sur une pinte ou deux livres d'eau commune ; je la fais couper avec moitié de l'eau d'orge, ou avec une légère décoction de racines de guimauve, ou avec du lait ; ce mélange varie suivant les circonstances. La dofe ordinaire eft d'une pinte par jour de ce mélange, pour les adultes. On fait bien que l'âge & le tempérament doivent en cela fervir de guide pour la donner plus ou moins forte. Leur ufage n'aftreint à aucun régime particulier ; cependant, on doit fe priver des alimens trop lourds, & manger peu le foir. Lorfque l'eftomac eft affecté, on en prend deux ou trois verres dans la matinée, environ à une heure d'intervalle de l'un à l'autre ; on en prend un verre après chaque repas, & un le foir en fe couchant ; on peut, fi l'on veut, y ajouter un peu de fucre. L'effet fenfible de cette Eau eft de divifer & de faire couler la bile ; elle augmente le mouvement des fluides, par fa vertu fondante ; elle produit quelquefois des pefanteurs à l'eftomac & quelques légéres envies de vomir ; mais ces accidens, qui ne font que les effets des mauvais fucs qui tapiffent les parois de l'eftomac, & qui ont été détachés & entraînés par le remede, difparoiffent à mefure que ces humeurs paffent dans les inteftins. C'eft en débarraffant l'eftomac de ces glaires vifqueufes qui engluent fes parois, que cette Eau rend ce vifcère propre à remplir fes fonctions, & rétablir l'appétit ; il arrive cependant quelquefois que cette pefanteur d'eftomac, le mal-aife & le naufées continuent pendant quelques jours ; c'eft une preuve que le remede agit : toutes ces angoiffes ceffent dès que les humeurs commencent à s'évacuer par les felles ; ce qui n'arrive, dans certains fujets, qu'après avoir fait ufage du remede pendant l'efpace de dix à douze jours.

L'étonnante efficacité d'un remede auffi fimple trouvera fans doute quelques incrédules ; je m'attends

tends bien que cet effai n'échappera pas à la critique. Des hommes prévenus ou guidés par leurs intérêts perfonnels ne manqueront pas de décrier mon remede ; ils me reprocheront, fans doute, de lui attribuer une vertu univerfelle, & à défaut de raifon folides, il auront recours aux injures & aux épithetes offenfantes ; mais fans m'arrêter à repouffer des traits lancés par l'envie, je me contenterai de répondre, que je ne regarde point mon Eau comme un remede univerfel, je n'ignore pas qu'il ne fauroit en exifter ; mais comme un très-puiffant ftomachique, il eft très-propre à rétablir les fonctions de l'eftomac, & par conféquent très-efficace dans toutes les maladies qui font produites ou entretenues par le délabrement de ce vifcère.

Or, il n'eft aucun Médecin inftruit & de bonne-foi, qui ne convienne que le nombre de ces maladies eft prefque infini. Au refte, ce n'eft que par de nouvelles guérifons, que je tâcherai de répondre à toutes les objections qu'on pourra me faire. Tout ce qu'il y a de plus éclairé parmi les Maîtres de l'art de guérir, convient que la matière médicale eft encore fort éloignée de fa perfection ; que nous manquons de fecours contre un grand nombre de maladies ; enfin, que parmi les remedes particuliers, il s'en trouve quelque-fois de très-efficaces. En conféquence, dès qu'un homme prétend en avoir découvert quelqu'un, ces hommes prudens ne dédaignent point d'en connoître les effets ; ils ne donnent point à fon poffeffeur une dénomination injurieufe, avant de favoir s'il la mérite ; au contraire, ils cherchent les occafions d'éprouver les nouveaux remedes ;

K.

lorſqu'ils ſont convaincus de leur efficacité, ils ne refuſent pas de leur accorder leur approbation ; on les voit même en devenir publiquement les apologiſtes.

Au reſte, je ſuis fort éloigné de prétendre qu'au moyen de mon Eau ſtomachique, on puiſſe ſe paſſer des ſecours des gens de l'art ; au contraire, je ne ceſſerai de dire, qu'il n'y a point de remede abſolument univerſel, & que même, dans les cas où l'efficacité de mon Eau eſt la mieux conſtatée, la préſence & les conſeils d'un Médecin expérimenté ſeront toujours très-avantageux, ne ſeroit-ce que pour varier les doſes ou modifier différemment les remedes, relativement à l'âge ou au tempérament du malade, à la nature des ſymptomes & aux autres circonſtances. Je n'ai jamais refuſé d'adminiſtrer mes Eaux, ſous les yeux & la direction des Médecins ; je me fais un devoir de me conformer entièrement à leur avis, quant à l'adminiſtration des remedes qui peuvent être preſcrits concurremment avec mon Eau. Auſſi les bons effets en ſont tellement connus de pluſieurs Médecins de cette capitale, qu'ils ne font aucune difficulté d'en preſcrire eux-mêmes l'uſage à leurs malades, dans les cas où ils les jugent convenables ; il y en a même pluſieurs qui s'en ſervent pour leur propre ſanté. Il eſt vrai que bien différens en cela des poſſeſſeurs de prétendus remedes particuliers, je n'ai jamais fait beaucoup de myſtère de ma compoſition ; je l'ai communiquée à pluſieurs Médecins qui ont été forcés de convenir que cette Eau ne ſauroit manquer d'avoir de grandes vertus, tant à cauſe des ſubſtances qui en font la baſe, que de leur com-

binaison ; ils avouent de bonne-foi, qu'elle ne
sauroit jamais être nuisible , & qu'elle peut être
d'une très-grande utilité dans plusieurs circonstances. Je croirois donc manquer à ce que je dois
à l'humanité, si je ne publiois pas les effets
salutaires d'un remede simple, qui n'a rien de
dégoûtant, & dont l'usage n'asservit à aucune gêne;
c'est le seul intérêt du public qui m'a mis la plume
en main; mon unique but est de rendre ma découverte d'une utilité plus générale. Je me flate
qu'en piquant la curiosité des Médecins, je les
obligerai à tourner leurs regards vers un remede
qui mérite leur attention ; j'espere qu'un Corps si
éclairé, secouant un préjugé funeste qui subjugue
la plupart de ses Membres, & qui s'oppose au
progrès de l'art de guérir , daignera constater la
vérité des faits que j'avance dans cet essai, & que
s'étant enfin convaincu de l'efficacité du remede
que j'annonce, il l'adoptera au moins dans les cas
où tous les secours connus sont insuffisans. Si l'on
ne proscrivoit pas trop légèrement tous les
remedes particuliers, que sait-on si on n'auroit
pas le bonheur de découvrir quelque spécifique
contre la goutte , le cancer, la rage, & contre
tant d'autres maladies qui passent pour incurables?
Que sait-on même si des épreuves souvent réitérées ne changeroient pas en certitude parfaite la
légère probabilité que mon Eau peut guérir les
cancers, soit ouverts, soit occultes. Si l'aveugle
crédulité favorise l'imposture, le défaut contraire
nuit au progrès des Sciences. Le doute raisonna-
ble est le partage des bons esprits; ce doute
exige qu'on mette tout en usage pour l'éclaircir;
de-là l'esprit de recherche, que la saine philoso-

K ij

phie a fait naître ; c'est cet esprit qui a porté la Physique & la Chymie au degré de perfection où elles sont parvenues ; c'est cet esprit que j'invoque ; c'est à l'expérience que j'en appelle. Quiconque ne craint point de passer par son creuset, pourroit-il être soupçonné de vouloir en imposer ?

TABLE DES REMEDES.

N.º 1. *Lavement purgatif, très-doux dans ses effets.*

Prenez six moyennes racines de chicorée sauvage, ratissées ; des sommités de pariétaire & de mercuriale, de chaque une poignée (on jette les racines) ; des fleurs de violette ou de mauve, une pincée ; de polipode de chêne & du séné mondé, demi-once de chaque.

Faites infuser le tout dans suffisante quantité d'eau bouillante pour deux lavemens (on peut le faire la veille, & le laisser infuser toute la nuit) ; passez cette infusion à travers un linge, & ajoutez alors à la colature, lorsqu'elle est chaude, quatre onces de miel ordinaire ; divisez ce lavement en deux parties ; on prendra le second deux heures après le premier ; si son effet n'est pas suffisant, on tâche de le garder le plus long-temps qu'il est possible ; on boira quelques tasses de bouillon aux herbes, ou d'infusion de fleurs de mauve, ou autre, à chaque selle ; on ajoutera un tiers d'Eau stomachique à chaque verre de tisane ou de bouillon aux herbes, pour en augmenter l'activité ; les effets en seront encore plus actifs, si l'on ajoute

au bouillon d'herbes, ou infufion, qu'on prendra
après le fecond lavement, une demi-once de fel
de Glauber ou de fel d'Epfom ; fi les perfonnes
font difficiles à émouvoir, au lieu d'une demi-
once, on mettra une once. Nombre de perfonnes
ont mis une once dudit fel fur la totalité du bouillon
aux herbes ou de l'infufion qu'elles prenoient pendant l'action des premier & fecond lavemens, elles
s'en font bien trouvées ; d'autres n'en ont mis que
demi-once dans la boiffon qu'elles prenoient après
le fecond lavement, & s'en font également bien
trouvées. C'eft, au furplus, à chacun de confulter
fon tempérament, d'en faire l'effai, & de fuivre
pour l'avenir la méthode qui lui réuffit le mieux.

Les perfonnes qui craignent les effets du féné
mondé, peuvent le fupprimer & le remplacer par
égale quantité de follicules de féné.

Les mêmes plantes & le marc de ces lavemens,
peuvent fervir pour un troifième. On fera bouillir
le tout, pendant dix à douze minutes, dans la
quantité d'eau fuffifante pour un lavement ; on
paffera cette décoction à travers un linge, avec
expreffion, ce qu'on n'avoit pas fait aux deux
premiers, & on y ajoutera, après l'avoir paffée,
deux onces de miel ordinaire.

On prendra ce lavement le jour fuivant, & on
fe conduira comme la veille. Le plus fouvent le
dernier fait plus d'effet que les deux autres.

Le foir du jour de ces deux lavemens, on en
prendra un à l'eau, pour rafraîchir & achever
d'entraîner les matières que les autres auront pu
mettre en mouvement.

Les femmes ne prendront ce lavement que fept
à huit jours avant ou après leur évacuation périodique.   K iij

N.º 2. *Purgation.*

Prenez vingt-cinq grains de jalap, cinquante grains de fucre, douze grains de fel de nitre, quinze grains de follicules de féné ; réduifez le tout en poudre très-fine, & mêlez enfemble dans un verre d'infufion de fleurs de mauve dégourdie ; prenez cette purgation le matin : on continue de boire un ou plufieurs verres de l'infufion de ladite mauve à chaque felle, avec un peu de fucre, ou du bouillon aux herbes.

L'on augmente ou l'on diminue la dofe du jalap & des autres drogues à proportion des effets, ou du tempérament, ou de l'âge du malade : fi l'on eft aifé à émouvoir, on peut fupprimer la follicule de féné.

N.º 3. *Tifane Royale, purgative.*

On fait bouillir, dans trois verres d-eau, pendant dix à douze minutes, le zeft d'un citron, ou la peau jaune, coupée fort mince, avec l'intérieur, coupé par tranche ; on jette la feconde peau blanche, ainfi que les pepins ; un gros & demi de follicules de féné ; une once ou deux de fucre, au goût de la perfonne. Après que le tout a bouilli pendant dix à douze minutes, on retire la cafetiere du feu, & on laiffe repofer la liqueur pendant une demi-heure ou environ ; on la paffe par un linge, avec expreffion, & on y joint une demi-once de fel de Seignette, ou une once fi l'on eft difficile à émouvoir ; lorfque ce fel eft bien diffous, l'on divife le tout en trois verres, que l'on prend le matin dans fon lit, de deux en deux heures ; l'on dort dans l'intervalle ; demi-heure après le dernier, l'on prend une bonne taffe d'un bouillon aux herbes, ou d'une infufion de fleurs de mauve, ou de citronnelle, ou autre chofe analogue à la maladie, & le plus au goût de la perfonne ; l'on y met du fucre, & l'on continue d'en boire un ou plufieurs verres à chaque felle.

Lorfqu'on eft rempli d'humeurs, l'on peut réitérer cette tifane pendant deux, trois & quatre jours de fuite, fans craindre d'en être incommodé ; elle ne détruit pas les fonctions de l'eftomac.

L'on peut prendre, la veille de cette purgation, un lavement à l'eau, pour s'y préparer, & un le foir du jour de la purgation, après la digeftion du dîner.

N.º 4. *Compofition de l'Elixir purgatif pour les fièvres tierces.*

Faites infufer, pendant quarante-huit heures, fix gros de gomme gutte en poudre bien fine, dans une pinte, c'eft-à-dire, deux livres d'efprit-de vin, de 33 à 34 degrés de force, pour le moins ; remuez fouvent la liqueur pendant les premieres quarante-huit heures, afin de faire monter de bas en haut ladite gomme gutte, qui s'attache au fond du vaiffeau & fe met en pelotons, qu'il faut divifer à force de remuer.

Lorfque l'efprit-de-vin, après cinq à fix jours, refte bien clair & d'un beau jaune, (ce qui arrive) la liqueur eft faite : on peut laiffer, fi l'on veut, le marc dans la bouteille. Si après les cinq ou fix jours la liqueur n'étoit pas encore claire, ce feroit une preuve que l'efprit-de-vin n'étoit pas d'un degré affez fort.

Ufage.

L'on met, fur trois verres d'eau commune,

deux cuillerées à bouche , jufqu'à quatre , de cet Élixir , même dofe d'Élixir ftomachique , & deux gros de fel d'Epfom. L'on en prend un verre d'heure en heure. Si le premier ou le fecond verre vous occafionne des maux de cœur, des envies de vomir , ce qui arrive quand on a l'eftomac embarraffé de glaires , de bile , ou d'autre mauvais levain, il faut vomir auffi-tôt , même s'y exciter. Il ne faut pas craindre de rendre la purgation , on ne rendra que les mauvais levains dont l'eftomac étoit embarraffé : l'on boira, après le vomiffement, le fecond ou le troifième verre.

Si un quart-d'heure ou demi-heure après le fecond verre on va à la felle , ce fera une preuve que ces deux fuffifent au tempérament du malade , qui alors ne prendra pas le troifième ; fi ce n'étoit que trois quarts d'heure après , il prendra le troifième , & aura foin de boire à chaque felle une ou plufieurs taffes de bouillon aux herbes, ou de la citronnelle, ou du thé fort léger, ou telle autre infufion analogue à la maladie, & le plus au goût du malade : l'on mettra du fucre à chaque verre.

Pour les tempéramens forts & difficiles à émouvoir , & auxquels trois gobelets ne fuffiroient peut-être pas, l'on en préparera une pinte ou fix gobelets , & l'on doublera les prifes ; on en prendra un verre d'heure en heure , jufqu'à ce qu'on commence à aller à la felle.

Ce qui refte de cette médecine , fe conferve, & pourra fervir pour une autre fois. L'on pourra rendre cette purgation agréable , en mettant dans chaque verre une cuillerée de fyrop de limon, d'orgeat ou de capillaire, ou tout autre au goût de la perfonne. Il ne faut pas mettre ce fyrop de limon, ou autre, dans la bouteille, & fur-tout fi on en préparoit une pinte, il feroit aigrir ce qui refteroit, & on ne pourroit plus en faire ufage.

Cette purgation, d'après les expériences que j'en ai faites, eft celle qui convient le mieux aux hydropiques. Je l'ai donnée à des perfonnes affligées de cette maladie ; deux purgations leur ont fait rendre toutes leurs eaux. Pour les fièvres, il n'y en a point de plus efficace. D'après les obfervations que j'en ai faites auffi, depuis quinze ans que j'ai compofé & adminiftré ce remède à des perfonnes de tout âge, de tout fexe, & de différens tempéramens ; il a toujours produit les meilleurs effets. Voyez pour le traitement, Obf. III, p. 35.

N.o 5. *Tifane pectorale pour toutes les affections du poumon, fluxions de poitrine, & vieux rhumes.*

Prenez une bonne poignée d'avoine, de la meilleure, bien lavée ; mettez-la dans un plat d'eau bouillante, & l'y laiffez demi-heure ou environ, pour en enlever l'âcreté ; ôtez celle qui furnage, & lavez de nouveau l'avoine reftée au fond du vaiffeau, & la mettez de fuite dans quatre pintes ou huit livres d'eau bouillante dans un pot bien verniffé & neuf ; continuez de la faire bouillir jufqu'à ce que l'avoine commence à crever ; alors ajoutez une demi-once de régliffe ratiffée, battue & effilée ; laiffez bouillir une demi-heure ; mettez alors dans le pot quatre bonnes cuillerées de miel de Narbonne ; laiffez encore bouillir autre demiheure, ôtant l'écume qui vient par-deffus ; mettez-y alors deux gros de cryftal minéral, tirez le pot du feu, & laiffez refroidir la tifane, qui doit être réduite presque à moitié ; passez-la par un linge, sans expression ; mettez-y deux cuillerées à bouche d'Elixir stomachique. On en boira un bon verre le matin à jeun, & on continuera de trois en trois heures le reste du jour, jusqu'à ce qu'on ait recouvré la santé : on peut la prendre un peu tiède. On fait cette tisane la veille pour le lendemain.

Seconde Tisane.

On fait bouillir le marc de la tisane ci-dessus dans quatre pintes d'eau, pendant une demi-heure. On en boit à sa soif dans l'intervalle des verres de la tisane ci-dessus & pendant les repas, indépendamment du coup indiqué de trois en trois heures.

Il ne faut pas manger, pendant l'usage de cette tisane, ni salé, ni poivré, ni ragoûts, mais du potage bouilli & du rôti ; il faut s'abstenir du vin, & être sobre.

Il ne faut pas se purger pendant l'usage de cette tisane ; une purgation seroit nuisible : on ne peut même le faire que huit à dix jours après l'avoir quittée.

Cette tisane ne diffère de celle de M. de Sainte-Catherine, un des plus célèbres Médecins de son temps, qu'en ce que celui-ci mettoit, en place de la réglisse, une petite poignée de pissenlits, avec leurs racines, nouvellement arrachés, qu'il faisoit bouillir ensemble avec une demi-mesure d'avoine sur six pintes d'eau, pendant trois quarts d'heures, à bouillon médiocre ; il y ajoutoit ensuite une demi-once de crystal minéral, & quatre cuillerées ou un quarteron de miel, laissant bouillir le tout encore une demi-heure, ensuite la passoit par un linge, &c. M. de Sainte-Catherine faisoit prendre de cette tifane deux bons verres le matin à jeun, & deux autres, trois ou quatre heures après son dîner. On en faifoit ufage pendant quinze jours de fuite, & trois fois l'année, avant l'hiver, vers Pâques, & dans les grandes chaleurs. Les grandes vertus qu'on attribue à cette tifane, & fur-tout celle de fe conferver la fanté par fon ufage, me détermine à la publier. J'ofe efpérer que les vues que j'ai toujours eues de fecourir l'humanité affligée, me conferveront la confiance & l'eftime que j'ai mérité, & que ceux qui font intéreffés à me nuire, auront fait de vains efforts pour m'en priver. On peut ajouter à cette tifane demi-cuillerée ou une d'Elixir par pinte, pour la rendre plus ftomachique : nombre du perfonnes ont obfervé qu'elle opéroit mieux.

On n'a pas befoin de faignées pour commencer l'ufage de cette tifane. On peut vaquer à fes affaires pendant l'ufage. Les perfonnes qui feront replettes & conftipées, pourront prendre avant quelques lavemens & une légère purgation, afin que le remède opère mieux.

N.º 6. *Autre Tifane pour la poitrine.*

Faites bouillir, dans une pinte d'eau, cinq à fix petits oignons blancs, coupés menus, avec la moitié d'une racine de guimauve, bien ratiffée, & coupée en plufieurs morceaux : lorfque les oignons font cuits, paffez le tout dans un linge, avec expreffion; mettez deux onces de fucre dans la colature; coupez cette boiffon avec moitié de lait de vache. Le foir, en fe couchant, on prend une grande taffe de ce mélange, auffi chaud qu'on le peut; le matin, on en prend autant dans fon lit, & l'on dort par-deffus.

N.º 7. *Autre Tifane très-efficace pour les rhumes & pour les perfonnes pituiteufes, à qui le lait eft contraire.*

Faites bouillir, dans une pinte d'eau, une pincée de fleurs de tuffilage, une tête de pavot blanc, (on ôte la graine) & deux à trois gros de régliffe noire; quand la régliffe eft bien fondue, la tifane eft faite; on la paffe par un linge. On prend de cette tifane un bon verre en fe couchant, auffi chaud qu'on le peut, en y joignant une bonne cuillerée ou deux de la meilleure eau-de-vie, & un, de même, le matin : l'on peut en prendre deux verres dans la journée, fans eau-de-vie.

Cette tifane calme la toux pendant la nuit, procure un fommeil doux, & facilite l'expectoration : dans peu de jours, le rhume eft diffipé : on fe purge après avec une médecine très-douce. Ce remède n'eft pas agréable à prendre ; mais il eft efficace. J'en ai fait ufage pour un rhume & une toux des plus opiniâtres, qui me duroit toute la nuit. De tous les remèdes que j'ai faits, c'eft celui qui m'a le mieux réuffi, & qui m'a rendu le fommeil. La première nuit que j'en ai fait ufage, comme je fuis fort pituiteux & bilieux, ce remède s'eft trouvé apparemment plus analogue à mon tempérament. Nombre de perfonnes, à qui je l'ai confeillée, attaquées d'un rhume depuis plufieurs mois, & qui avoient la poitrine affectée, très-fèche & très-douloureufe, en ont éprouvé, de fuite, les meilleurs effets.

Cinq à fix cuillerées de la meilleure huile d'olive, prifes le foir en fe couchant, ont procuré également de très-bons effets dans des rhumes très-opiniâtres, & ont arrêté le crachement de fang, occafionné par la force de la toux.   F I N.

Le sieur D'ACHER est logé rue Jacob, N.º 39, où on le trouvera jusqu'à midi ; & le soir, depuis six heures.

Comme on a falsifié ses Eaux, qu'on a contrefait son cachet & ses étiquettes, & que les falsifiées seront autant pernicieuses que celles du sieur d'Acher sont salutaires, l'on prévient les personnes qui voudront en faire usage, que ce ne sera que chez lui, & dans les villes de province, chez les personnes qui seront en correspondance avec lui, & qui distribueront ces Brochures, qu'on trouvera ses véritables Eaux. Les bouteilles seront cachetées de son cachet, autour duquel il y aura EAU D'ACHER. On en trouvera, savoir :

A

Le prix de chaque bouteille de pinte d'Elixir ou d'Eau pure, est de 12 livres ; l'ayant réduit à ce prix pour la mettre à portée de tout le monde.

Il en fait des envois en Province à ceux qui en désirent, & se fait un plaisir d'entretenir avec les personnes qui ont confiance en ses Eaux, une correspondance suivie pour ce traitement jusqu'à leur parfaite guérison.

On est prié d'affranchir les lettres qu'on lui écrira à ce sujet.

TABLE DES MALADIES
Contenuës dans cet Ouvrage.

Fin de la Table.